常见病针灸临床丛书

月经不调

总主编◎张建斌

主 编◎熊嘉玮

中国健康传媒集团

中国医药科技出版社

内容提要

本书系统阐述了针灸治疗月经不调的内涵，将中医学对本病的病因病机、辨证分型等方面的认识进行梳理及总结，同时概述了西医学对本病发病机制及诊治流程的认识，归纳了相关古代、近现代的临床经验，总结了疗效特点与规律。本书分别概述了针刺、艾灸、腹针等相关机制研究，梳理了月经先期、月经后期、月经过多等病症的临床治疗方案，最后论述了青春期、育龄期女性月经不调的防治，并总结了相关人群的健康管理与护理措施。

本书适合针灸、中医临床医务人员、教育工作者及学生阅读使用，也可供中医爱好者参阅。

图书在版编目（CIP）数据

月经不调 / 熊嘉玮主编 . —北京：中国医药科技出版社，2023.5
（常见病针灸临床丛书）
ISBN 978-7-5214-3705-8

Ⅰ.①月… Ⅱ.①熊… Ⅲ.①月经失调—针灸疗法 Ⅳ.①R246.3

中国版本图书馆 CIP 数据核字（2022）第 243955 号

美术编辑 陈君杞
版式设计 南博文化

出版 **中国健康传媒集团** ｜ 中国医药科技出版社
地址 北京市海淀区文慧园北路甲 22 号
邮编 100082
电话 发行：010-62227427 邮购：010-62236938
网址 www.cmstp.com
规格 710×1000mm $^1/_{16}$
印张 6 $^1/_2$
字数 113 千字
版次 2023 年 5 月第 1 版
印次 2023 年 5 月第 1 次印刷
印刷 三河市万龙印装有限公司
经销 全国各地新华书店
书号 ISBN 978-7-5214-3705-8
定价 36.00 元

获取新书信息、投稿、为图书纠错，请扫码联系我们。

《常见病针灸临床丛书》
编委会

张国栋　张音　罗家麒　赵舒梅　张聪
赵舒梅　徐静　刘科辰　覃美相　蔡慧倩
张熙　林欣颖　潘珊娜　林媛媛　周娟娟
李琳慧　章甜　刘慧　刘金鹏　金传阳
李浩　陆露　叶菁菁　薛亮　胡光勇
王应越　王亮　朱金亚　周翔　赵峥睿
熊先亭　毕琴　马罕怿　强晟　朱德淳
贡妍婷　裴梦莹　赵瑞瑞　李乔乔　谢韬
罗楚　叶儒琳　王耀帅　朱世鹏　张新昌
李明　王玉娟　武九龙　黄伟　陈霞
彭延辉　郭林曳　秦公顺　曾玉娇　詹明明
李梦雪　武娟　赵协慧

本书编委会

主　编　熊嘉玮

编　委　贡妍婷　裴梦莹　赵瑞瑞

　　　　李乔乔

序

　　针灸是源自中国古代的一门系统学科：利用特定的工具，在人体体表特定部位进行施术，从而产生一定的效应，以达到防病治病的目的，并在长期的临床实践中，形成了独特的理论体系和学术框架。

　　《内经》时代，针灸理论构建逐渐完善，包括九针形制、操作和应用，脏腑经络和五体身形，溪谷骨空和气府明堂，疾病虚实和针灸补泻等。公元256~260年间，皇甫谧编撰《针灸甲乙经》，从基础到临床，系统整理了针灸学知识、理论和临床应用，构建了针灸学科体系。此后，针灸学术一直在自己固有的轨道上发展和进步。直到清末民初，伴随着西学东渐的逐渐深入，在东西方文化交互辉映和碰撞下，针灸学术的发展轨迹已经呈现出多流并进、百花齐放的特点。尤其是20世纪70年代以来，针灸在世界各地广泛传播，针灸学术更是进入了一个多元化发展的新时代。

　　当代针灸医学蓬勃发展，其学术视野也越来越宽广，无论是基础理论，还是临床应用，都是古代针灸学术所无法比拟的。当今的针灸学术，主要有以下几个特征：

　　1.在世界各地广泛应用。针灸在南北朝时期就已经传到我国周边的朝鲜、日本等国家，近几个世纪间断性地在欧洲也有零星传播，但是直到20世纪70年代初，才开始有了世界范围内的广泛传播。针灸的跨文化传播，在世界各地也出现了从学理到应用的不同理解和差异化变革。

　　2.工具先进，微创、无痛、数据化。针灸工具，古代有"九针"之说，当代不仅有"新九针"、揿针、杵针、浮针等新型针具，还有利用声电光磁等可量化物理参数的新型针灸器具，基于生物传感和人工智能的针灸器具也在孕育中。

　　3.技术进步，操作精细、精准化。针灸操作技术的应用和描述，相对于古代也有了长足的进步，相关针灸技术操作规范的国家标准也陆续发布。尤其是在操作目标的部位和结构层次上更加精细、精准，在操作流程上也更加合理和规范。

4.迎接临床新问题和新挑战。与古代主要关注临床证候不同，当代针灸临床实践中还面临着诸多新问题、新挑战。大量基于临床医学病症分类和认知的疾病，在古代医籍文献中没有直接记载和描述，需要当代临床从"针灸学"视角重新再认识，如高血压、高脂血症、糖尿病等；还有一些临床新问题，如围手术期诸症、抑郁症和焦虑症、免疫性疾病、戒断综合征等，需要在实践中探索。

5.临床疗效规律越来越清晰。自2005年有了第一份基于循证模式的针灸临床研究报告以来，近年来开展的针灸治疗便秘、压力性尿失禁、更年期综合征等临床多中心大样本研究，取得了较可靠的研究结果，在国内外产生了较大的影响。基于针灸临床特点的方法学研究也受到重视，并出现了专门团队和组织。

6.治疗机制和原理逐渐清晰。尽管还不能完全从现代生命科学和生物医学的角度揭示针灸的作用机制，但是随着对经穴特异性、穴位敏化、穴位配伍的研究深入，针灸作用的神经-内分泌-免疫网络调节机制也逐渐清晰。

应该说，针灸医学的内涵需要在一个新起点上重新理解、重新诠释。当代针灸临床适用性不断扩大，诊治病种范围越来越宽泛，操作技术也越来越精准，临床疗效观察和评估也越来越严格，部分现代原理和机制逐渐阐明。因此，基于当代临床实践的回顾、思考和展望，更加显得迫切和需要。《常见病针灸临床丛书》，即是对这一时代需求的响应。

在当今的话语体系下，选择针灸临床的常见病、多发病，梳理借鉴古今医家经验，总结近现代临床实践和疗效规律，阐述针灸疗法必要的作用机制和原理，在针灸学术史上作一个短暂的思索，给未来以一个更加广阔的发展空间，即是写作本套丛书的初心。

张建斌

2022年6月

目录

第一节　概　念

月经不调也称月经失调，表现为月经的周期、经期、经量异常，可伴经前、经期的腹痛、腰酸或其他不适症状。月经不调是妇科临床的常见病、多发病。

第二节　流行病学

大量研究表明，年龄、身体素质、情绪、孕产手术史、遗传、环境、职业及生活方式等是导致月经不调的诱因。

1.年龄

18岁以下和30岁以上女性月经不调的发病率较高。18岁以下的女性由于生殖系统发育不完全，所以月经周期出现不规律的可能性较大。30岁以上的女性由于卵巢功能缓慢下降，妇科疾病的发病率逐渐增高，进而影响月经周期的规律性。年龄在25岁到30岁（包含30岁）之间的女性月经周期最规律，且痛经的发病比例低于其他年龄段。刘完素曰："妇女童幼，天癸未行之间，皆属少阴；天癸即行，皆属厥阴；天癸即绝，乃属太阴经也。"不同年龄段，月经不调的治疗方式也不同。青春期偏重于补肾，育龄期偏重于疏肝补肾，更年期则以健脾补肾为主。

2.体重指数

研究发现，体重指数处于正常值的女性月经不调的发病率明显低于其他组。

月经的正常与体内脂肪含量有关，脂肪过多或过少均会影响月经。此外，肥胖会引起胰岛素抵抗、高雄激素血症、排卵功能障碍等，对卵巢的发育产生不利影响，严重影响女性生殖健康。

3.情绪因素

情绪是多种思想、感觉、行为综合产生的生理心理状态，是一种主观的认知，有正面、负面之分。有研究指出，女性在围月经期较男性更易受到情绪的影响。因外界信息主要经过大脑的下丘脑、海马体和杏仁核传递给脑部边缘系统，在此产生情绪、情感。而女性在围月经期，特别是黄体中后期，孕酮水平的激增对加工负性情绪的杏仁核具有激活作用。同时，激素水平在月经周期的大幅度波动增强了负性情绪的易感性。此外，压抑、紧张、忧伤等不良情绪会经过大脑皮层的神经系统引起下丘脑–垂体–卵巢轴功能失调及靶细胞效应异常，从而导致月经不调。明代方约之曰："妇人不得自专，每多忿怒，气结则血亦枯。"

4.生育及孕产手术史

经研究，已育女性月经不调的发病率明显低于未生育者，而多产、人工流产及自然流产等是导致月经不调的高危因素。多产会耗伤肾精肾气，损伤冲任、胞宫及胞脉胞络，伤及气血，可致月经后期、经量减少甚至闭经。人工流产是女性避孕失败不得已而采取的补救措施，妊娠时体内的雌激素、孕激素水平升高，人为地中断妊娠，使体内雌激素、孕激素水平急剧下降，造成下丘脑–垂体–卵巢轴调节功能紊乱，可导致月经量减少，甚至出现闭经。自然流产多因肾虚、冲任损伤，导致胎结不实，而肾虚又是多种月经不调的主要病机之一。

5.环境因素

长期接触噪声、辐射、化学品等，可能会通过影响下丘脑–垂体–卵巢轴而致月经不调。

6.文化因素

有研究认为，文化程度较高的人群月经较规律，痛经的发病率较低，疼痛程度也较轻。

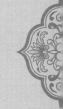

第一节 定 义

月经不调是以月经的周期、经期、经量、经色、经质等发生异常为主要症状的疾病。根据月经周期的异常可分为月经先期（经早）、月经后期（经迟）、月经先后无定期（经乱）。根据经量的异常可分为月经过多（经多）、月经过少（经少）。根据行经时间以及经间期的异常可分为经期延长、经间期出血。

1. 月经先期

月经周期提前7天以上，甚至10余天一行，连续2个周期以上者，称为"月经先期"，亦称"经期超前""经行先期""经早""经水不及期"等。常伴月经量过多或过少，严重者可发展为崩漏，应及时治疗。

2. 月经后期

月经周期延长7天以上，甚至3~5个月一行，连续出现2个周期以上者，称为"月经后期"，亦称"经行后期""月经延后""经迟"等。月经后期如伴经量过少，常可发展为闭经。青春期月经初潮后1年内，或围绝经期，月经周期时有延后而无其他证候者，不作病论。

3. 月经先后无定期

月经周期时或提前、时或延后7天以上，交替不定且连续3个周期以上者，称为"月经先后无定期"，又称"经水先后无定期""月经愆期""经乱"等。月经先后无定期者若伴有经量增多及经期延长，常可因经乱之甚发展为崩漏。

4.月经过多

月经量较正常明显增多，或每次经行总量超过80ml，而周期、经期基本正常者，称为"月经过多"，亦称为"经水过多"或"月水过多"。

5.月经过少

月经周期正常，经量明显少于平时正常经量的1/2，或少于20ml，或行经时间不足2天，甚或点滴即净者，称为"月经过少"，又称"经水涩少""经水少""经量过少"等。

6.经期延长

月经周期基本正常，经期超过7天以上，甚或淋漓半月方净者，称为"经期延长"，亦称"月水不断""经事延长"等。

7.经间期出血

两次月经中间，出现周期性少量阴道出血者，称为"经间期出血"，大多出现在月经周期的第10~16天，即月经干净后的第5~7天。如出血量很少，仅持续1~2天或偶尔一次者，不作病论。反复经间期出血，持续时间较长，连续3个月经周期者，当及时治疗。

第二节 病因病机

一、月经先期

本病的病因病机主要是气虚和血热。气虚则统摄无权，冲任不固；血热则热扰冲任，伤及胞宫，血海不宁，均可使月经先期而至。

1.气虚

可分为脾气虚和肾气虚。

（1）脾气虚：体质素弱，或饮食失节，或劳倦思虑过度，损伤脾气，脾伤则中气虚弱，冲任不固，经血失统，以致月经先期来潮。脾为心之子，脾气既虚，则赖心气以补济，久则心气亦伤，致使心脾气虚，统摄无权，月经提前。

（2）肾气虚：年少肾气未充，或绝经前肾气渐虚，或多产房劳，或久病伤肾，肾气虚弱，冲任不固，不能制约经血，遂致月经提前而至。

2.血热

常分为阳盛血热、阴虚血热、肝郁血热。

（1）阳盛血热：素体阳盛，或过食辛燥助阳之品，或感受热邪，热扰冲任、胞宫，迫血下行，以致月经提前。

（2）阴虚血热：素体阴虚，或失血伤阴，或久病阴亏，或多产房劳耗伤精血，以致阴液亏损，虚热内生，热伏冲任，血海不宁，则月经先期而下。

（3）肝郁血热：素性抑郁，或情志内伤，肝气郁结，郁久化热，热扰冲任，迫血下行，遂致月经提前。

二、月经后期

本病的发病机制是精血不足，或邪气阻滞，致冲任不充，血海不能按时满溢，或肝气疏泄不及，精血不能按时满溢，遂致月经后期。

1.肾虚

先天肾气不足，或房劳多产，损伤肾气，肾虚精亏血少，冲任不充，血海不能按时满溢，遂致月经后期而至。

2.血虚

体质素弱，营血不足，或久病失血，或产育过多，耗伤阴血，或脾气虚弱，化源不足，均可致营血亏虚，冲任不充，血海不能按时满溢，遂使月经周期延后。

3.血寒

（1）虚寒：素体阳虚，或久病伤阳，阳虚内寒，脏腑失于温养，气血化生不足，血海充盈延迟，遂致经行后期。

（2）实寒：经期产后，外感寒邪，或过食寒凉，寒搏于血，血为寒凝，冲任阻滞，血海不能如期满溢，遂使月经后期。

4.气滞

素多忧郁，气机不宣，疏泄不及，血为气滞，运行不畅，冲任阻滞，血海不能如期满溢，因而月经延后。

5.痰湿

素体肥胖，痰湿内盛，或劳逸失常，饮食不节，损伤脾气，脾失健运，痰湿内生，下注冲任，壅滞胞脉，气血运行缓慢，血海不能按时满溢，遂经行错后。

三、月经先后无定期

本病的发病机制主要是肝肾功能失常，冲任失调，血海蓄溢无常。

1.肝郁

肝藏血，司血海，主疏泄。肝气条达，疏泄正常，血海按时满盈，则月经周期正常。若情志抑郁，或忿怒伤肝，则致肝气逆乱，疏泄失司，冲任失调，血海蓄溢失常；若疏泄太过，则月经先期而至，若疏泄不及，则月经后期而来。

2.肾虚

肾为先天之本，主封藏。若素体肾气不足或多产房劳、大病久病，损伤肾气，肾气不充，冲任失调，血海蓄溢失常，遂致月经先后无定期。

四、月经过多

本病主要病机是冲任不固，经血失于制约。

1.气虚

素体虚弱，或饮食失节，或过劳久思，或大病久病，损伤脾气，使中气不足，冲任不固，血失统摄，以致经行量多。久之可使气血俱虚，又可导致心脾两虚，或脾损及肾，致脾肾两虚。

2.血热

素体阳盛，或肝郁化火，或过食辛燥动血之品，或外感热邪，热扰冲任，迫血妄行，因而经量增多。

3.血瘀

素多抑郁，气滞而致血瘀，或经期产后余血未尽，感受外邪或不禁房事，瘀血内停，瘀阻冲任，血不归经，以致经行量多。

五、月经过少

本病病机有实有虚。虚者精亏血少，冲任气血不足，经血乏源；实者寒凝痰瘀阻滞，冲任气血不畅。

1.肾虚

禀赋不足，或房劳过度，或产多乳众，肾气受损，精血不充，冲任血海亏虚，经血化源不足，以致经行量少。

2.血虚

素体血虚，或久病伤血，营血亏虚，或饮食劳倦，思虑过度伤脾，脾虚化源不足，冲任血海不充，遂致经行量少。

3.血瘀

感受邪气，邪与血结成瘀，或素多忧郁，气滞血瘀，瘀阻冲任，血行不畅，致经行量少。

4.痰湿

素多痰湿，或脾虚湿聚成痰，冲任受阻，血不畅行而经行量少。

六、经期延长

本病的发病机制多由气虚冲任不固，或热扰冲任，血海不宁，或湿热蕴结冲任，扰动血海，或瘀阻冲任，血不循经。

1.气虚

素体虚弱，或饮食劳倦、思虑过度伤脾，中气不足，冲任不固，不能制约经血，以致经期延长。

2.阴虚内热

素体阴虚，或久病伤阴，或多产房劳致阴血亏耗，阴虚内热，热扰冲任，血海不宁，经血妄行，致经期延长。或因阳盛血热，经量多且持续时间长，热随血泄，阴随血伤而渐致虚热。

3.湿热蕴结

经期或产后，血室正开，失于调摄，或不禁房事，或湿热之邪乘虚而入，湿热蕴结冲任，扰动血海，致经行时间延长。

4.血瘀

素性抑郁，或忿怒伤肝，气郁血滞，或外邪客于子宫，邪与血相搏成瘀，瘀阻冲任胞宫，血不循经，致经期延长。

七、经间期出血

本病的发生与月经周期中的气血阴阳消长转化密切相关。经间期是继经后期由阴转阳、由虚至盛之期。月经的来潮，标志着前一周期的结束，新周期的开始；排泄月经后，血海空虚，阴精不足，随着月经周期演变，阴血渐增；至经间期精血充盛，阴长至重，此时精化为气，阴转为阳，絪缊之状萌发，"的候"到来，这是月经周期中一次重要的转化。若体内阴阳调节功能正常，自可适应此种变化，无特殊证候。若肾阴虚，癸水不足，或湿热内蕴，或瘀阻胞络，当阳气内动时，阴阳转化不协调，阴络易伤，损及冲任，血海固藏失职，血溢于外，以致经间期出血。

1.肾阴虚

肾阴偏虚，虚火耗精，精亏血损，絪缊之时阳气内动，虚火与阳气相搏，损伤阴络，冲任不固，故见子宫出血。若阴虚日久耗损阳气，阳气不足，统摄无权，血海不固，以致出血反复发作。

2.湿热

湿邪乘虚而入，蕴阻于胞络、冲任之间，蕴而生热；或情志不畅，心肝气郁，克伐脾胃，不能化水谷之精微以生精血，反聚而生湿；湿邪下趋任带二脉，蕴而生热。在冲任亏虚子宫失养的前提下，湿热得絪缊之时阳气内动之机，进一步损伤子宫、冲任，故见出血。

3.血瘀

素体不足，经产留瘀，瘀阻胞络，或七情内伤，气滞冲任，久而成瘀。适值絪缊之时，阳气内动，血瘀与之相搏，损伤血络，故致出血。

第三节　辨证分型

一、月经先期

月经先期的辨证重在观察月经量、色、质的变化，并四诊合参，辨其虚、实、热。一般而言，月经先期，伴见量多、色淡、质稀者属气虚。其中兼有神疲肢倦、气短懒言等为脾气虚，兼有腰膝酸软、头晕耳鸣等为肾气虚。伴见量多或少、色红、质稠者属血热。其中兼有面红口干、尿黄便结等为阳盛血热，兼有两颧潮红、手足心热为阴虚血热，兼有烦躁易怒、口苦咽干等为肝郁血热。本病的治疗原则重在益气固冲，清热调经。

1.气虚证

（1）脾气虚证：经来先期，或经量多，色淡红，质清稀；神疲肢倦，气短懒言，小腹空坠，纳少便溏；舌淡红，苔薄白，脉细弱。

（2）肾气虚证：经来先期，经量或多或少，色淡暗，质清稀；腰膝酸软，头晕耳鸣，面色晦暗或有暗斑；舌淡暗，苔白润，脉沉细。

2.血热证

（1）阳盛血热证：经来先期，量多，色深红或紫红，质黏稠；或伴心烦，面红口干，小便短黄，大便燥结；舌质红，苔黄，脉数或滑数。

（2）阴虚血热证：经来先期，量少或量多，色红，质稠；或伴两颧潮红，手足心热，咽干口燥；舌质红，苔少，脉细数。

（3）肝郁血热证：经来先期，量或多或少，经色深红或紫红，质稠，经行不畅，有血块；或少腹胀痛，胸闷胁胀，乳房胀痛；或烦躁易怒，口苦咽干；舌红，苔薄黄，脉弦数。

二、月经后期

月经后期的辨证重在观察月经量、色、质的变化，并四诊合参，辨其虚、实、寒、热。一般而言，月经后期，伴见量少、色暗淡、质清稀，或兼有腰膝酸软、头晕耳鸣等属肾虚；伴见量少、色淡红、质清稀，或兼有头晕眼花、心悸少寐等属血虚；伴见量少、色淡红、质清稀，或兼有小腹隐痛、喜暖喜按等属虚寒；伴见量少、色暗有块，或兼有小腹冷痛拒按、得热痛减等属实寒；伴见量少、色暗红或有血块，或兼有小腹胀痛、精神抑郁等属气滞；伴见量少，经血夹杂黏液，或兼有形体肥胖、腹满便溏等属痰湿。

1.肾虚证

经来后期，量少，色暗淡，质清稀；腰膝酸软，头晕耳鸣，面色晦暗，或面部暗斑；舌淡，苔薄白，脉沉细。

2.血虚证

经来后期，量少，色淡红，质清稀，或小腹绵绵作痛；或头晕眼花，心悸少寐，面色苍白或萎黄；舌质淡红，苔薄白，脉细弱。

3.血寒证

（1）虚寒证：经来后期，量少色淡红，质清稀，小腹隐痛，喜暖喜按；腰酸无力，小便清长，大便稀溏；舌淡，苔白，脉沉迟或细弱。

（2）实寒证：经来后期，量少，色暗有血块，小腹冷痛拒按，得热痛减；畏寒肢冷，或面色青白；舌质淡暗，苔白，脉沉紧。

4.气滞证

经来后期，量少，色暗红或有血块，小腹胀痛；精神抑郁，经前胸胁、乳房胀痛；舌质正常或红，苔薄白或微黄，脉弦或弦数。

5.痰湿证

经来后期，量少，经血夹杂黏液；形体肥胖，脘闷呕恶，腹满便溏，带下量多；舌淡胖，苔白腻，脉滑。

三、月经先后无定期

月经先后无定期的辨证需着重观察月经量、色、质的变化，四诊合参，辨其虚、实及脏腑病候。一般而言，月经先后无定期，伴见经量或多或少、色暗红、有血块，或经行不畅，或兼有胸胁、乳房、少腹胀痛，精神郁闷等属肝郁；伴见量少、色淡暗、质稀，或兼有头晕耳鸣、腰酸腿软等属肾虚。

1.肝郁证

经行或先或后，经量或多或少，色暗红，有血块；或经行不畅，胸胁、乳房、少腹胀痛，精神郁闷，时欲太息，嗳气食少；舌苔薄白或薄黄，脉弦。

2.肾虚证

经行或先或后，量少，色淡暗，质稀；头晕耳鸣，腰酸腿软，小便频数；舌淡，苔薄，脉沉细。

四、月经过多

月经过多的辨证重在月经色、质的变化，并四诊合参，辨其虚、热、瘀。一般而言，月经过多，伴色淡红、质清稀，或兼有神疲体倦、气短懒言等属气虚；伴见色鲜红或深红、质黏稠，或兼有口渴心烦、尿黄便结等属血热；伴见色紫暗、有血块，或兼有经行腹痛、舌紫暗或有瘀点等属血瘀。

1.气虚证

行经量多，色淡红，质清稀；神疲体倦，气短懒言，小腹空坠，面色㿠白；舌淡，苔薄，脉细弱。

2.血热证

经行量多，色鲜红或深红，质黏稠，或有小血块；伴口渴心烦，尿黄便结；舌红，苔黄，脉滑数。

3.血瘀证

经行量多，色紫暗，有血块；经行腹痛，或平时小腹胀痛；舌紫暗或有瘀点，脉涩。

五、月经过少

月经过少辨证重在月经色、质的变化，并四诊合参，辨其虚、实、瘀、痰。

一般而言，月经过少，伴色暗淡、质稀，或兼有腰膝酸软、头晕耳鸣等属肾虚；伴见色淡、质稀，或兼有头晕眼花、心悸怔忡等属血虚；伴见色紫暗、有血块，或兼有经行腹痛、舌紫暗或有瘀点等属血瘀；伴见色淡红、质黏腻如痰，或兼有形体肥胖、胸闷呕恶等属痰湿。

1.肾虚证

经量素少或渐少，色暗淡，质稀；腰膝酸软，头晕耳鸣，足跟痛，或小腹冷，或夜尿多；舌淡，脉沉弱或沉迟。

2.血虚证

经来血量渐少，或点滴即净，色淡，质稀；或伴小腹隐痛，头晕眼花，心悸怔忡，面色萎黄；舌淡红，脉细。

3.血瘀证

经行涩少，色紫暗，有血块；小腹胀痛，血块排出后胀痛减轻；舌紫暗，或有瘀斑、瘀点，脉沉弦或沉涩。

4.痰湿证

经行量少，色淡红，质黏腻如痰；形体肥胖，胸闷呕恶，或带多黏腻；舌淡，苔白腻，脉滑。

六、经期延长

经期延长辨证重在月经期、量、色、质的变化，并四诊合参，辨其虚、热、瘀。一般而言，经期延长，伴量多、色淡、质稀，或兼有倦怠乏力、气短懒言等属气虚；伴见量少、色鲜红、质稠，或兼有潮热颧红、手足心热等属阴虚血热；伴见量不多，或色暗、质黏稠，或兼有带下量多、色赤白或黄等属湿热蕴结；伴见量或多或少，经色紫暗，有块，或兼有经行下腹疼痛、拒按等属血瘀。

1.气虚证

经血过期不净，量多，色淡，质稀；倦怠乏力，气短懒言，小腹空坠，面色㿠白；舌淡，苔薄，脉缓弱。

2.阴虚血热证

经行时间延长，量少，色鲜红，质稠；咽干口燥，或见潮热颧红，或手足心热；舌红，苔少，脉细数。

3.湿热蕴结证

经行时间延长，量不多，或色暗，质黏稠，或带下量多，色赤白或黄；或下腹热痛；舌红，苔黄腻，脉滑数。

4.血瘀证

经行时间延长，量或多或少，经色紫暗，有块；经行下腹疼痛，拒按；舌质紫暗或有瘀点，脉弦涩。

七、经间期出血

经间期出血主要根据出血的量、色、质及全身症状进行辨证。若出血量少，色鲜红，质黏者属肾阴虚；若出血量稍多或少，赤白相兼，质地黏稠者属湿热；若出血量少，血色暗红或夹血块属血瘀。

1.肾阴虚证

经间期出血，量少或稍多，色鲜红，质黏；头晕耳鸣，腰膝酸软，五心烦热，大便坚，小便黄；舌红，苔少，脉细数。

2.湿热证

经间期出现少量阴道流血，色深红，质稠，可见白带中夹血，或赤白带下，腰骶酸楚；或下腹时痛，神疲乏力，胸胁满闷，口苦纳果，小便短赤；舌红，苔黄腻，脉濡或滑数。

3.血瘀证

经间期出血量少或稍多，色暗红，或紫黑或有血块，少腹一侧或两侧胀痛或刺痛，拒按，胸闷烦躁；舌质紫或有瘀斑，脉细弦。

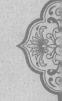

第一节 定 义

一、正常月经

月经是生育期妇女重要的生理现象。

1.月经

指伴随卵巢周期性变化而出现的子宫内膜周期性脱落及出血。规律月经的出现是生殖功能成熟的重要标志。月经第一次来潮称月经初潮，月经初潮年龄多在13~14岁之间，但可能早至11岁或迟至16岁。16岁以后月经尚未来潮者应当引起临床重视。月经初潮早晚主要受遗传因素控制，其他因素如营养、体重亦起着重要作用。近年来，月经初潮年龄有提前趋势。

2.月经血的特征

月经血呈暗红色，除血液外，还有子宫内膜碎片、宫颈黏液及脱落的阴道上皮细胞。月经血中含有前列腺素及来自子宫内膜的大量纤维蛋白溶酶。由于纤维蛋白溶酶对纤维蛋白的溶解作用，故月经血不凝，在出血量多或速度快的情况下可出现血凝块。

3.正常月经的临床表现

正常月经具有周期性及自限性。出血的第1日为月经周期的开始，两次月经第1日的间隔时间称一个月经周期。一般为21~35日，平均28日。每次月经持续时间称经期，一般为2~8日，平均4~6。经量为一次月经的总失血量，正常经量为20~60ml，超过80ml为月经过多。一般月经期无特殊症状，但经期由于盆腔充血以及前列腺素的作用，有些妇女出现下腹及腰骶部下坠不适或子宫收缩痛，并可出现腹泻等胃肠功能紊乱症状。少数患者可有头痛及轻度神经系统不稳定症状。

二、月经周期调节

生殖系统的周期性变化是女性的重要生理特点，月经是该变化的重要标志。月经周期的调节是一个复杂的过程，主要涉及下丘脑、垂体和卵巢。下丘脑分泌促性腺激素释放激素，通过调节垂体促性腺激素的分泌来调控卵巢功能。卵巢分泌的性激素对下丘脑－垂体又有反馈调节作用。下丘脑、垂体与卵巢之间相互调节、相互影响，形成一个完整而协调的神经内分泌系统，称为下丘脑－垂体－卵巢轴（hypothalamus–pituitary–ovary axis，HPOA）。除下丘脑垂体和卵巢激素之间的相互调节外，抑制素－激活素－卵泡抑制素系统也参与HPOA对月经周期的调节。此外HPOA的神经内分泌活动还受到大脑高级中枢的影响。

1.下丘脑

释放促性腺激素释放激素（GnRH），与腺垂体促性腺激素细胞膜上的GnRH受体结合，促使其合成和贮存卵泡刺激素（FSH）和黄体生成素（LH），并促使其释放。GnRH还能抑制卵泡成熟，减少雌、孕激素的合成。其分泌特征是脉冲式释放，脉冲频率与月经周期时相有关，正常情况下每60~120分钟达到一次峰值。

2.垂体

腺垂体促性腺激素细胞接受GnRH的脉冲式刺激，自身亦呈脉冲式分泌FSH和LH。

3.卵巢

卵巢分泌的雌、孕激素对下丘脑GnRH和垂体促性腺激素的合成和分泌具有反馈调节作用。从青春期开始至绝经前，卵巢在形态和功能上发生周期性变化。

4.子宫内膜

卵巢的周期性变化使子宫内膜随之也发生周期性的变化。子宫内膜功能层是胚胎植入的部位，受卵巢性激素调节，具有周期性增殖、分泌和脱落的特点。一个正常月经周期以28日为例，可分为四个期。月经期：相当于中医学之月经期（月经周期第1~4日）。由于卵巢对雌、孕激素的分泌减少，子宫内膜失去激素支持，发生坏死、脱落，月经来潮。中医学认为，此期血海由满而溢，经血下行，阳气随之疏泄。卵泡期：相当于中医学之经后期（月经周期第5~14日）。下丘脑开始分泌GnRH，使垂体FSH分泌增加，卵泡便逐渐发育，所分泌的雌激素逐渐增加，于排卵前形成第一高峰，此期子宫内膜被修复，内膜间质、血管、腺体增生，内膜增厚。中医学认为，此期是阴长期，通过肾气封藏蓄养阴精，使阴血渐长，期末需达到重阴状态。排卵期：相当于中医学之经间期。成熟的卵泡受LH的影响，卵泡膜溶解而破裂，前列腺素（PG）促进卵泡壁释放蛋白溶解酶，也促使卵巢内平滑肌收缩，卵泡排出。排卵多发生在下次月经来潮前14日左右。中医学认为，此期为阴阳转换期，絪缊乐孕之时，此为孕育之"的候"。黄体期：相当于中医学之经前期（月经周期第15~28日）。排卵后，形成雌、孕激素高峰，子宫内膜转为分泌期，子宫内膜继续增厚，腺体出现高度分泌的现象，此期末子宫内膜厚度可达10mm，并呈海绵状，中医学认为，此期阳长较快，属于阳长期，出现阳长阴消状态，为育胎做好准备。排卵后7~8日，黄体成熟时，孕激素分泌量达高峰，若未受孕，黄体在排卵后9~10日自行萎缩。中医学之肾-天癸-冲任-胞宫轴与西医学之下丘脑-垂体-卵巢轴虽理论体系不同，但对人体月经及生殖功能调节机制的认识是一致的，只是表述不同而已。

三、异常子宫出血

1.概论

西医学中的异常子宫出血（abnormal uterine bleeding，AUB）与中医学中的月经不调在概念和内涵上有相通之处。AUB是妇科常见的症状和体征，是一种总的术语，指与正常月经的周期频率、规律性、经期长度、经期出血量中的任何1项不符、源自子宫腔的异常出血。正常子宫出血即月经。月经的临床评价指标至少包括周期频率和规律性、经期长度、经期出血量4个要素，我国暂定的相关术语见表3-1-1，其他还应有经期的不适症状，如痛经、腰酸、下坠等。

表3-1-1　AUB术语范围

月经临床评价指标	术语	范围
周期频率	月经频发 月经稀发	<21日 >35日
周期规律性（近1年）	规律月经 不规律月经 闭经	<7日 ≥7日 ≥6个月无月经

续表

月经临床评价指标	术语	范围
经期长度	经期延长 经期过短	>7日 <3日
经期出血量	月经过多 月经过少	>80ml <5ml

根据出血时间，AUB可分为：经间期出血（intermenstrual bleeding，IMB）、不规则子宫出血（metrorrhagia）、突破性出血（breakthrough bleeding，BTB）。出血较多者为出血（bleeding），量少者为点滴出血（spotting）。根据发病急缓，AUB可分为慢性和急性两类：慢性AUB指近6个月内至少出现3次AUB，无需紧急临床处理，但需进行规范诊疗的AUB；急性AUB指发生了严重的大出血，需要紧急处理以防进一步失血的AUB，可见于有或无慢性AUB史者。

2.病因及分类

AUB病因分为两大类9个类型，按英语首字母缩写为"PALM-COEIN"，"PALM"存在结构性改变、可采用影像学技术和（或）病理学方法明确诊断，而"COEIN"无子宫结构性改变。"PALM-COEIN"具体指：子宫内膜息肉（polyp）所致AUB（AUB-P）、子宫腺肌病（adenomyosis）所致AUB（AUB-A）、子宫平滑肌瘤（leiomyoma）所致AUB（AUB-L）、子宫内膜恶变和不典型增生所致AUB（AUB-M）；全身凝血相关疾病（coagulopathy）所致AUB（AUB-C）、排卵障碍（ovulatory dysfunction）相关的AUB（AUB-O）、子宫内膜局部异常（endometrial）所致AUB（AUB-E）、医源性（iatrogenic）AUB（AUB-I）、未分类（not yet classified）的AUB（AUB-N）。导致AUB的原因，可以是单一因素，也可多因素并存，有时还存在原发病导致的其他临床表现。

既往所称的"功能失调性子宫出血（功血）"，包括"无排卵功血"和"排卵性月经失调"两类，前者属于AUB-O；后者包括黄体功能不足（luteal phase defect，LPD）和子宫内膜不规则脱落（irregular shedding of endometrium）等，涉及AUB-O和AUB-E。根据中华医学会妇产科学分会内分泌学组2014年建议，不再使用"功能失调性子宫出血（功血）"。

3.发病机制

（1）下丘脑-垂体-卵巢轴调节异常

有学者认为，AUB为神经内分泌调节失常所致。对于青春期患者来说，

HPOA未发育完全，对雌激素变化不敏感，导致卵泡雌激素分泌水平相对较低，从而无法对LH峰值进行诱导，从而不能诱发排卵。对于育龄期女性，出现AUB的主要原因是受到分娩后神经内分泌调节轴恢复不良的影响。围绝经期患者则是因为卵巢功能衰退，雌激素水平相对较低，引起促性腺激素水平持续增高，无法形成排卵前的峰值，从而诱发AUB。

（2）子宫内膜微环境异常

血管活性物质：子宫内膜血管活性物质包括：一氧化氮（NO）、内皮素（ET）、血管紧张素（AT）、前列腺素（PG）等。NO由一氧化氮合成酶（NOS）催化左旋精氨酸产生。NO在AUB患者的子宫内膜中含量较高，NO可通过扩充子宫螺旋动脉把控子宫内膜的脱落与渗血，NO还能够扩充子宫肌层，使得子宫渗血增加，导致出血时间延长。ET可促使子宫螺旋小动脉收缩，而AUB患者的子宫内膜中ET分泌不足，造成子宫血管收缩障碍，导致子宫出血不止。AT具有较强的缩血管作用，AUB患者子宫内膜血管中AT表达较低，造成血管收缩力降低，临床上表现为出血增多和出血时间延长。PG与AUB关系密切，前列腺素$F_{2\alpha}$（$PGF_{2\alpha}$）为血管收缩剂，前列腺素E_2（PGE_2）为血管舒张剂，二者比例失调（$PGF_{2\alpha}/PGE_2$显著增高，可使血管连续性扩张，无法产生血栓，致使出血时间延长）会导致子宫异常出血。

生长因子：子宫内膜生长因子与血管生成有关，其中最重要的生长因子为血管内皮生长因子（VEGF）。有研究表明，AUB患者子宫内膜中VEGF表达下降，微血管形成减少，导致子宫内膜血管发育不良，引起不规则出血。另外，碱性成纤维细胞生长因子（BFGF）也可诱导血管生成，其在AUB患者子宫内膜中的表达也降低，从而影响子宫内膜血管的再生功能。

性激素受体：正常情况下，神经内分泌系统主要通过调节雌、孕激素水平以形成正常月经。有研究表明，AUB患者子宫内膜中雌激素受体（ER）、孕激素受体（PR）的表达水平均增高，PR作用于VEGF，使得后者分泌减少，微血管形成障碍，导致子宫异常出血。另有研究表明，AUB患者子宫内膜中ER表达无明显差异而PR表达增多。

细胞繁殖与死亡：细胞凋亡即一类由基因把控的细胞自行性死亡，细胞本身的繁殖及死亡彼此均衡才可以保持相应功能的平稳。目前发现的抑制凋亡因子主要有Survivin（于患者子宫内膜上表达增强）、mp53、Ras、Bcl-2与Bcr/Abl等，而促使凋亡因子有wp53、Bax、Apr-1/Fas等，促使细胞繁殖的因子即增殖细胞核抗原（PCNA）。子宫内膜微循环异常或与该调节机制失衡有关，但目前研究结果尚未统一。

第二节　诊治流程

一、确定异常子宫出血的出血模式

对异常子宫出血（AUB）患者，首先要详细询问月经史（即既往史），判定出血模式。患者就诊的主要问题（即主诉）见图3-2-1，应注意询问性生活史和避孕措施以排除妊娠或产褥期相关的出血，应注意区别酷似正常月经的出血和异常出血，并对近1~3次出血的具体日期进行核对，重点关注的应是自然月经而非药物诱发的人工月经。初诊时应进行全身体格检查及妇科检查，及时发现相关体征，如性征、身高、体重、体毛分布、腹部异常包块等，以确定出血来源，排除子宫颈、阴道病变。若发现子宫结构异常，必要时可结合其他辅助检查，明确AUB病因，见图3-2-2。

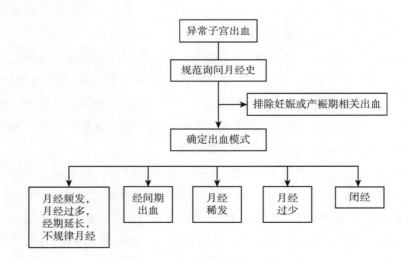

图3-2-1　确定AUB的出血模式

1.确定月经频发、月经过多、经期延长、不规律月经的病因

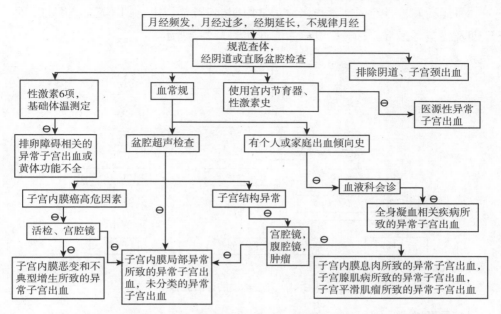

图3-2-2　月经频发、月经过多、经期延长、不规律月经的病因诊断流程图

2.经间期出血

经间期出血指有规律、在可预期的月经之间发生的出血，包括随机出现和每个周期固定时间出现的出血。按出血时间可分为卵泡期出血、围排卵期出血、黄体期出血。诊治流程如图3-2-3所示。

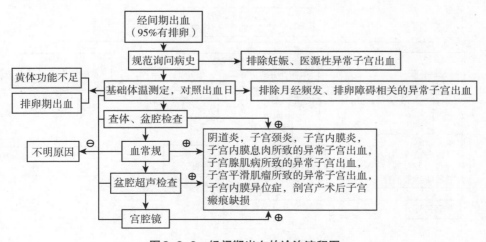

图3-2-3　经间期出血的诊治流程图

3.月经稀发

月经稀发指月经周期延长，比正常周期推迟1周以上，但不超过6个月，而经期及经量可正常。月经稀发诊治流程如图3-2-4所示。

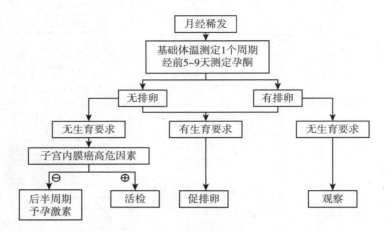

图3-2-4　月经稀发的诊治流程

4.月经过少

是AUB的一种出血模式，在临床上常见。其病因可能由于卵巢雌激素分泌不足、无排卵或因手术创伤、炎症、粘连等因素导致子宫内膜对正常量的激素不反应。诊治流程如图3-2-5所示。

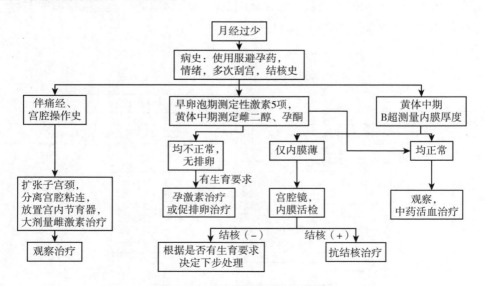

图3-2-5　月经过少的诊治流程图

二、异常子宫出血分型

1. AUB-P

子宫内膜息肉所致的AUB（AUB-P）是较常见的分型，该发病类型占发病总数的21%~39%。子宫内膜息肉可单发或多发，中年、肥胖、高血压、使用他莫昔芬的妇女容易出现。临床上60%~70%的子宫内膜息肉患者伴有AUB，表现有经间期出血、月经过多、不规则出血、不孕。少数患者会有腺体样不典型增生或恶变，息肉体积大、高血压是发生恶变的危险因素。通常可经盆腔B超检查发现，最佳检查时间为月经周期第10天之前，确诊需在宫腔镜下行病理检查。直径<1cm的息肉若无症状，1年内自然消失率约为27%，恶变率低，可随诊观察。对体积较大、有症状的息肉推荐宫腔镜下息肉摘除及刮宫，因盲目刮宫容易遗漏。术后复发风险为3.7%~10%，对已完成生育或近期不愿生育的患者可考虑使用短效口服避孕药或左炔诺孕酮宫内缓释系统（LNG-IUS）以减少复发风险，对于无生育要求、多次复发者，建议行子宫内膜切除术，对恶变风险大者可考虑子宫切除术。

2. AUB-A

子宫腺肌病所致的AUB（AUB-A），主要表现为月经过多和经期延长，部分患者可有经间期出血、不孕，多数患者有痛经史。子宫腺肌病可分为弥漫型及局限型（即为子宫腺肌瘤），确诊需结合病理检查，临床上可根据典型症状及体征、CA-125水平做出初步诊断。盆腔超声检查可辅助诊断，有条件者可行核磁共振成像（MRI）检查。治疗视患者年龄、症状、有无生育要求而定，分药物治疗和手术治疗。对症状较轻、不愿手术者可使用短效口服避孕药、促性腺激素释放激素激动剂（GnRH-a）治疗3~6个月，停药后症状会复发，复发后还可再次用药。近期无生育要求、子宫大小小于孕8周大小者可放置LNG-IUS；对子宫大小大于孕8周大小者可考虑GnRH-a与LNG-IUS联合应用。年轻、有生育要求者可用GnRH-a治疗3~6个月之后酌情给予辅助生殖技术治疗。无生育要求、症状重、年龄大或药物治疗无效者可行子宫全切除术，卵巢是否保留取决于卵巢有无病变和患者意愿。有生育要求、子宫腺肌瘤患者可考虑局部病灶切除联合GnRH-a治疗后再给予辅助生殖技术治疗。

3. AUB-L

子宫肌瘤所致的AUB（AUB-L）常表现为月经过多或经期延长，患者子宫肌瘤可无症状、仅在查体时发现。根据生长部位，子宫平滑肌瘤可分为影响宫腔形态的黏膜下肌瘤与其他肌瘤，前者最可能引起AUB。黏膜下肌瘤引起的AUB较严重，通常可经盆腔B超、宫腔镜检查发现，可通过术后病理检查确诊。治疗方案取决于患者年龄、症状严重程度、肌瘤大小、数目、位置和有无生育要求等。AUB合并黏膜下肌瘤的患者，宫腔镜或联合腹腔镜肌瘤剔除术有明确的疗效优势。对以月经过多为主要表现、已完成生育的妇女，口服短效避孕药或应用LNG-IUS可缓解症状。有生育要求的妇女可使用GnRH-a、米非司酮治疗3~6个月，待肌瘤缩小和出血症状改善后可自然妊娠或接受辅助生殖技术治疗。对严重影响宫腔形态的子宫肌瘤可采用宫腔镜、腹腔镜或开腹肌瘤剔除术等方法治疗。但肌瘤经治疗后可能复发，患者完成生育后视症状、肿瘤大小、生长速度等因素酌情考虑其他治疗方式。

4. AUB-M

子宫内膜不典型增生和恶变所致的AUB（AUB-M），是AUB少见而重要的病因。子宫内膜不典型增生是癌前病变，有研究认为AUM-B患者在患病后随访13.4年的癌变率为8%~29%。常见于多囊卵巢综合征、肥胖、使用他莫昔芬的患者，偶见于有排卵而黄体功能不足者。临床主要表现为不规则子宫出血，可与月经交替发生，少数为经间期出血，患者常有不孕，确诊需行子宫内膜病理检查。对于年龄在45岁及以上、长期不规则子宫出血、有子宫内膜癌高危因素（如高血压、肥胖、糖尿病等）、B超提示子宫内膜过度增厚回声不均匀、药物治疗效果不显著者应诊断性刮宫并行病理检查，有条件者首选宫腔镜直视下活检。子宫内膜不典型增生需根据内膜病变程度、患者年龄及有无生育要求选择不同的治疗方案。年龄在40岁以上、无生育要求的患者建议行子宫切除术。对40岁以下、有生育要求的患者，经全面评估和充分咨询后可采用全周期连续高效合成孕激素行子宫内膜萎缩治疗，如甲羟孕酮、甲地孕酮等，3~6个月后行诊刮加吸宫。如内膜病变未逆转应继续增加剂量，3~6个月后再复查。如果子宫内膜不典型增生消失则停用孕激素，后期可积极给予辅助生殖技术治疗。在使用孕激素的同时，应对子宫内膜增生的高危因素，如肥胖、胰岛素抵抗同时治疗。子宫内膜恶性肿瘤诊治参照相关的临床指南。

5. AUB-C

全身凝血相关疾病所致的AUB（AUB-C），病因为包括再生障碍性贫血、各类型白血病、各种凝血因子异常、各种原因造成的血小板减少等在内的全身性凝血机制异常。有研究报道，月经过多的妇女中约13%有全身性凝血异常。凝血功能异常除表现为月经过多外，也可有经间期出血和经期延长等表现。有些育龄期妇女由于血栓性疾病、肾透析或放置心脏支架后必须终生行抗凝治疗，因而可能导致月经过多，尽管这种AUB可归为医源性，但将其归入AUB-C更合适。月经过多患者须筛查凝血异常的潜在病因，询问病史，以下3项中任何1项阳性提示患者可能存在凝血异常，应咨询血液病专家。包括：①初潮起月经过多；②具备下述病史中的1条，既往有产后、外科手术后、牙科操作相关的出血；③下述症状中具备两条或以上：每月1~2次瘀伤，每月1~2次鼻出血，经常牙龈出血，有出血倾向家族史。治疗应与血液科和其他相关科室共同协商，原则上应以血液科治疗措施为主，妇科协助控制月经出血。妇科首选药物治疗，主要措施为大剂量高效合成孕激素子宫内膜萎缩治疗，有时加用丙酸睾酮减轻盆腔器官充血，氨甲环酸、短效口服避孕药也可能有帮助。药物治疗失败或原发病无治愈可能时，患者可考虑在血液科控制病情、改善全身状况后行手术治疗。手术治疗包括子宫内膜切除术和子宫全切除术。

6. AUB-O

排卵障碍相关的AUB（AUB-O），常表现为不规律的月经，经量、经期长度、周期频率、规律性均可异常，有时会引起大出血和重度贫血。排卵障碍包括稀发排卵、无排卵及黄体功能不足，主要由HPOA功能异常引起。常见于处于青春期、围绝经期的患者，生育期的患者也可因多囊卵巢综合征、肥胖、高泌乳素血症、甲状腺疾病等疾病引起。诊断无排卵最常用的手段是基础体温测定（BBT）、下次月经前5~9天（相当于黄体中期）血清黄体酮（PROG）水平测定。同时应在早卵泡期测血清LH、FSH、催乳素（PRL）、雌二醇（E_2）、睾酮（T）、促甲状腺素（TSH）水平，以了解无排卵的病因。治疗原则是出血期止血并纠正贫血，血止后调整月经周期以预防子宫内膜增生和AUB复发，有生育要求者行促排卵治疗。止血的方法包括孕激素子宫内膜脱落法、大剂量雌激素内膜修复法、短效口服避孕药或高效合成孕激素内膜萎缩法和诊断性刮宫，辅助止血的药物还有氨甲环酸。调整周期的方法主要是月经周期后半期孕激素治疗，处于青春期及生育年龄的患者宜选用天然或接近天然的孕激素（如地屈孕酮），有利于HPOA功能的建立或恢复。短效口服避孕药主要适合于有避孕要求的妇女，对已完成生育或近1年无生育计划者可放置LNG-IUS，可减少出血量，预防子宫内膜增生。已完成生育、药物治疗无效或有禁忌证的患者可考虑子宫内膜切除术或切除子宫。促排卵治疗适用于无排卵但有生育要求的患者，可同时纠正AUB，具体方法取决于无排卵的病因。

7. AUB-E

AUB-E是子宫内膜局部异常导致的AUB，当AUB发生在有规律且有排卵的月经周期，特别是排查未发现其他病因时，可能是原发于子宫内膜局部异常。临床仅表现为月经过多，可能为子宫内膜局部凝血功能异常；此外还可仅表现为经间期出血或经期延长，可能是子宫内膜修复功能异常，包括子宫内膜炎症、感染和子宫内膜血管生成异常。目前尚无特异方法诊断子宫内膜异常，主要基于在有排卵月经的基础上排除其他明确异常后而确定。对此类非器质性疾病引起的月经过多，建议先行药物治疗，推荐的药物治疗顺序：①LNG-IUS，适合于近1年以上无生育要求者；②氨甲环酸抗纤溶治疗或非甾体抗炎药治疗，可用于不愿或不能使用性激素治疗或想尽快妊娠者；③短效口服避孕药；④孕激素子宫内膜萎缩治疗，如服用炔诺酮，从周期第5天开始，连续服用21天。刮宫术仅用于紧急止血及病理检查。对于无生育要求者可以考虑保守性手术，如子宫内膜切除术。

8. AUB-I

AUB-I指使用性激素、放置宫内节育器或服用可能含雌激素的中药、保健品等因素而引起的AUB。BTB指激素治疗过程中非预期的子宫出血，是AUB-I的主要原因。引起BTB的原因可能与所用的雌、孕激素比例不当有关，如避孕药的漏服引起撤退性出血。放置宫内节育器引起经期延长可能与局部前列腺素生成过多或纤溶亢进有关；首次应用LNG-IUS或皮下埋置剂的妇女6个月内也常会发生BTB。使用利福平、抗惊厥药及抗生素等也易导致AUB-I。临床诊断需要通过仔细询问用药史，分析服药与出血时间的关系后确定，必要时应用宫腔镜检查，排除其他病因。口服避孕药引起的出血，首先应排除漏服，强调规律服用；若无漏服可通过增加炔雌醇剂量改善出血。因放置宫内节育器所致者，治疗首选抗纤溶药物。应用LNG-IUS或皮下埋置剂引起的出血可对症处理或期待治疗，做好放置前咨询。

9. AUB-N

AUB-N为未分类的AUB，个别患者可能与某些罕见的因素有关，如动静脉畸形、剖宫产术后子宫瘢痕缺损、子宫肌层肥大等，但目前尚缺乏完善的检查手段；也存在某些尚未阐明的因素。目前暂将这些因素归于未分类的异常子宫出血（AUB–N）。动静脉畸形所致AUB有先天性和获得性（子宫创伤、剖宫产术后等）两类，多表现为突然出现的大量子宫出血。首选经阴道多普勒超声检查以明确诊断，子宫血管造影检查可直接明确病因，其他辅助诊断方法有盆腔CT及MRI检查。治疗上，有生育要求的患者，出血量不多时可采用口服避孕药或期待疗法，出血严重的患者，首先维持生命体征平稳，尽早采用选择性子宫动脉血管栓塞术，但有报道显示术后妊娠率较低。无生育要求者，可采用子宫切除术。剖宫产术后子宫瘢痕缺损所致AUB的高危因素包括剖宫产切口位置不当、子宫下段形成前行剖宫产手术及手术操作不当等，常表现为经期延长。推荐的诊断方法为经阴道多普勒超声检查或宫腔镜检查。治疗上，无生育要求者使用短效口服避孕药治疗，可缩短出血时间；药物治疗效果不佳时，可考虑手术治疗。对于有生育要求者，孕前应充分告知有妊娠期子宫破裂风险。手术治疗包括宫腔镜下、腹腔镜下、开腹或经阴道行剖宫产子宫切口憩室及周围瘢痕切除和修补术。

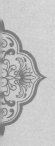

第四章
针灸治疗月经不调的临床经验和验案评析

第一节　针灸治疗月经不调的古代经验

一、《黄帝内经》

《黄帝内经》论述了女性生殖系统的解剖、生理、病理，月经病的诊断和治疗，为后世发展妇科疾病针灸治疗学奠定了理论基础。

二、《黄帝明堂经》

西汉末期《黄帝明堂经》提出了治疗妇科病的具体腧穴，如中渚、水道、关元等。记载的妇科疾患有"月事少""月不通""绝子""胎衣不出"等。

三、《针灸甲乙经》

《针灸甲乙经》是我国现存最早的针灸学专著，为晋代皇甫谧所著。《针灸甲乙经》选取"《素问》《针经》《明堂》三部之书"，撰为"《针灸经》十二卷"。第十二卷《妇人杂病第十》论述了妇人杂病的具体症状和主治腧穴，是已佚《明堂孔穴针灸治要》的内容。其论以穴统病，第一次使针灸诊疗妇科疾病独立成篇。对于月经不调，取穴以胃、脾、肾经与任脉腧穴为主。治疗妇科疾病取穴规律是以单穴为主，重视足经、任脉，多用局部取穴法，重视特定穴的应用。

【文献摘录】

女子血不通，会阴主之。

月水不通，奔泄气上，下引腰脊痛，气穴主之。

女子胞中痛，月水不以时休止，天枢主之。

月水不利，见血而有身则败，及乳肿，临泣主之。

妇人少腹坚痛，月水不通，带脉主之。

妇人漏下，若血闭不通，逆气胀，血海主之。

月事不利，见血而有身反败，阴寒，行间主之。

女子漏血，太冲主之。

女子不下月水，照海主之。

月水不来而多闭，心下痛，目不可远视，水泉主之。

妇人漏血，腹胀满不得息，小便黄，阴谷主之。

（《针灸甲乙经》卷十二《妇人杂病第十》）

四、《备急千金要方》

孙思邈在《备急千金要方》列妇人三卷，对妇人的经、带、胎产诸疾详细论述。《备急千金要方》中的妇人针方，继承了《黄帝内经》中以脏腑经络辨证来选穴配方的原则，且大多数治疗针法与灸法并施。

【文献摘录】

少腹坚痛，月水不通，刺带脉入六分，灸五壮，在季肋端一寸八分。

赤淫时白，气癃，月事少，刺中髎，入二寸，留七呼，灸三壮。在第三空，侠脊陷中。

月水不通，奔泄气，上下引腰脊痛，刺气穴入一寸，灸五壮。在四满下一寸。

水不利，或暴闭塞，腹胀满，瘕，淫泺，身热乳难，子上抢心，若胞不出，众气尽乱，腹中绞痛，不得反息，正仰卧，屈一膝，伸一膝，并气冲，针上入三寸，气至泻之。在归来下一寸，动脉应手。

月水不利，见血而有身则败，乳肿，刺临泣入二分，灸三壮。在足小指次指间，去侠溪一寸半。女子不下月水，瘛惊，善悲不乐，如堕坠，汗不出，刺照海入四分，灸二壮。在内踝下四分。

侠溪，主少腹坚痛，月水不通。中极，主拘挛腹疝，月水不下，乳余疾，绝子，阴痒。水泉、照海，主不字，阴暴出，经漏。

（《备急千金要方》卷三十《针灸下·妇人病第八》）

五、《针灸资生经》

宋代著名针灸医家王执中提出，应对妇科疾病中主证相同而兼证不同的病候宜加以区别，并配以不同腧穴进行治疗，改变了古代一些就病取穴而不辨证施治的笼统治法，使针灸对妇科疾病的治疗效果大为提高，理论更为系统化。

【文献摘录】

气冲：治月水不利，身热腹痛，癀疝，阴肿，难乳，子上抢心，痛不得息，气冲腰痛不得俯仰。

会阴：治女子经不通。

关元：治月脉断绝。

足临泣：治月事不利，季胁支满，乳痛，心痛，周痹，痛无常处，逆气，喘不能行。

中极：治妇人断绪，又因恶露不止，月事不调，血结成块。

天枢：治月事不时，血结成块，肠鸣腹痛，不嗜食。

水泉：治月事不来，来即多，心下闷痛，目䀮䀮不能远视，阴挺出，小便淋沥腹痛。

阴蹻：疗不月水，惊悲不乐，如堕坠，汗出，面黑，病饥不欲食，妇人淋沥，阴挺出，四肢淫泺，心闷。

太冲：疗月水不通。

阴包、交仪：疗月水不调。

阴蹻：主经逆，四肢淫泺，阴暴跳，小腹偏痛。又主女子淋，阴挺出，月水不来。

行间：主月事不利，见赤白而有身反败，阴寒。

足临泣：主月水不利，见血而有身则败，乳肿。

腰俞：主月闭溺赤，脊强互引反折，汗不出。

中极：主经闭不通。

气穴：主月水不通，奔泄气上下，引腰脊痛。

天枢：主胞中痛，恶血，月水不以时休止，腹胀肠鸣，气上冲胸。

气冲：主月水不利，或暴闭塞，腹胀满，癀，淫泺，身热乳难，子上抢心，若胞不出，众气尽乱，腹中绞痛，不得反息，正仰卧，屈一膝，伸一膝。月经不断，灸内踝下白肉际青脉上，随年壮。

带脉、侠溪：主小腹坚痛，月水不通。

隐白：治月事过时不止，刺立愈。

气海：治月事不调，带下崩中，因产恶露不止，绕脐病痛。

气穴：治月事不调，泄利不止，贲气上下，引腰脊痛。

阴交：治月事不绝。

月水不利，灸四满。月水不调，血结成块，针间使。产后月水不禁，横生胎动，皆针三阴交。月水不利，贲血上下，无子，四满三十壮。

（《针灸资生经》卷七《月事》）

六、《普济方·针灸门》

明代官方医学书籍《普济方·针灸门》专列妇科一门，论述十二种妇科病，记载二百余种针灸治疗方法，"妇科针灸治疗学"在明代已趋向成熟，发展为一门较系统的学科。

【文献摘录】

穴大敦治崩中。

穴合阳治崩中漏下。

穴中都治女子漏血不止。

穴交信、阴谷、太冲、三阴交治崩中漏下涌。

穴石门治漏下恶血，月事不调，逆气腹胀。

穴气海治女子漏下不止。

穴三阴交、太冲治漏血，小腹胀，体寒热，腹满肿，及漏血小便黄。

穴阴谷治经漏。

穴太冲、然谷治阴挺下血，阴肿或痒。

穴阴跷治白崩，及血伤，带下赤崩。灸小腹横文，当脐孔直下百壮。又内踝上三寸左右百壮。

穴天枢治经血过多。其色瘀黑，甚者崩下，吸吸少气，脐腹冷极，则汗出如雨，尺脉微小。由冲任虚衰，为风冷客乘胞中，气不能固。关元灸百壮，宜鹿茸丸。

穴中极治妇人经血过多不止，并崩中者。

穴三阴交、行间、通里用毫针刺后，各灸二七壮。凡灸虚则炷火自灭，实则火吹灭。

《普济方·针灸门》卷十六《血崩》

治月水不利，身热腹痛，瘕疝，阴肿，难乳，子上抢心，治女子经不通，穴会阴。

治月脉断绝，穴关元。

治月事不利，季胁支满，乳痛，心痛，周痹，痛无常处，逆气，喘不能行，穴足临泣。

治妇人断绪，又因恶露不止，月事不调，血结成块，穴中极。

治月事不时，血结成块，肠鸣腹痛，不嗜食，穴天枢。

治月事不来即多，心下闷痛，目䀮䀮不能远视，阴挺出，小便淋沥，腹痛，穴水泉。

治不月水，惊悲不乐，如堕坠，汗出，面黑，病饥不欲食，妇人淋沥，阴挺出，四肢淫泺，心闷，及月水不调，嗜卧怠惰，手足偏枯不能行，穴阴跷。

治月水不通，穴太冲。

治月水不调，穴阴包、交信。

治经逆，四肢淫泺，阴暴跳，小腹偏痛，又云，主女子淋，阴挺出，月水不来，穴阴跷。

治月事不利，见赤白而有身则败，阴寒，穴行间。

治经闭不通，穴中极。

治月水不利，或暴闭塞，腹胀满，癃，淫泺，身热乳难，子上抢心，若胞不出，众气尽乱，腹中绞痛，不得反息，穴气冲（正仰卧，屈一膝，伸一膝，并气冲针上入三分，气至泻之）。

治月经不断，灸内踝下白肉际青脉上，随年壮，治小腹坚痛，月水不通，穴带脉、侠溪。

治女子下苍汁不禁，中痛引小腹疼，大便不利，寒湿内伤，穴下髎。

治月事过时不止，穴隐白，刺立愈。

治妇人月事不调，王月则闭，男子失精，尿有余沥，刺足少阴经，少阴在足内踝下动脉是也。

治月事不调，泄利不止，贲气上下，引腰脊痛，穴气海。

治月脉不调，穴血海、带脉。

治月事不绝，穴阴交。

治月水不利，灸四满。

治月水不调，血结成块，穴间使。

治月水不利，贲血，上下无子，穴四满，灸三十壮。

治月事不调，带下崩中，因产恶露不止，绞脐痛，穴气海。

（《普济方·针灸门》卷十六《月事》）

七、《针灸大成》

明代杰出的针灸学家杨继洲，将我国明代以前的针灸学术精华进行总结，编撰《针灸大成》。该书于卷八《妇人门》、卷九《治症总要》中，记载了历代妇科针灸治疗学的理论与经验，为后世提供了宝贵的临证经验。

【文献摘录】

月脉不调：气海、中极、带脉（一壮）、肾俞、三阴交。

月事不利：足临泣、三阴交、中极。

过时不止：隐白。

下经若冷，来无定时：关元。

女人漏下不止：太冲、三阴交。

血崩：气海、大敦、阴谷、太冲、然谷、三阴交、中极。

瘕聚：关元。

女子月事不来，面黄干呕，妊娠不成：曲池、支沟、三里、三阴交。

经水过多：通里、行间、三阴交。

不时漏下：三阴交。

月水不调，因结成块：针间使。

《针灸大成》卷八《妇人门》

〔第九十四〕经事不调：中极、肾俞、气海、三阴交。

〔第九十六〕血崩漏下：中极、子宫。

〔第一百一〕妇女血崩不止：丹田、中极、肾俞、子宫。

问曰："此症因何而得？"

答曰："乃经行与男子交感而得，人渐羸瘦，外感寒邪，内伤于精，寒热往来，精血相搏，内不纳精，外不受血，毒气冲动子宫，风邪窜入肺中，咳嗽痰涎，故得此症。如不明脉之虚实，作虚劳治之，非也。或有两情交感，百脉错乱，血不归元，以致如斯者。再刺后穴：百劳、风池、膏肓、曲池、绝骨、三阴交。"

（《针灸大成》卷九《治症总要（杨氏）》）

已卯岁，行人张靖宸公夫人，崩不止，身热骨痛，烦躁病笃，召予诊，得六脉数而止，必是外感，误用凉药。与羌活汤热退，余疾渐可。但元气难复，后灸膏肓、三里而愈。凡医之用药，须凭脉理，若外感误作内伤，实实虚虚，损不足而益有余，其不夭灭人生也，几希！

（《针灸大成》卷九《医案（杨氏）》）

八、《神应经》

《神应经》为明代针灸医家陈会所著，书中列有《妇人部》，陈氏根据中医理论和针灸选穴原则，巧妙运用各种配穴方法治疗妇科疾病，其经验在当今临床仍有一定的借鉴作用。

【文献摘录】

月脉不调：气海、中极、带脉（一壮）、三阴交、肾俞。

月事不利：足临泣、三阴交、中极。

过时不止：隐白。

下经若冷，来无定时：关元。

妇人漏下不止：太冲、三阴交。

血崩：气海、大敦、阴谷、太冲、然谷、三阴交、中极。

瘕聚：关元。

血块：曲泉、复溜、足三里、气海、丹田、三阴交。

女子月事不来，面黄，干呕，妊娠不成：曲池、支沟、三里、三阴交。

经脉过多：通里、行间、三阴交。

无时漏下：三阴交。

月水不调，因结成块：针间使。

（《神应经·妇人部》）

九、《针灸聚英》

明代高武集各家针灸文献，求同存异，编著了《针灸聚英》。书中广收针灸歌赋，附其自己的学术见解。故妇科疾病的针灸治法以歌赋的形式收录其中，便于记诵。

【文献摘录】

月脉不调气海中，

三阴交穴中极攻。

带脉一壮不可过，

再及肩俞斯有功。

女子月事若不来，

欲断产兮治合谷。

右足内踝上寸烧，

脐下二寸三分灸，

灸至三壮阳气消。

复有肩井带在内，

从此妊孕绝根苗。

一切冷惫灸关元，

不时漏下三阴交。

月水不调结成块，

用针关元水自调。

（《针灸聚英》卷四《杂病歌·妇人》）

十、《神灸经纶》

清代医家吴亦鼎的《神灸经纶》专论灸法，论述了治疗妇科病的灸治方法。

【文献摘录】

血结月事不调：气海、中极、照海。

经闭：腰俞、照海。

血崩不止：膈俞、肝俞、肾俞、命门、气海、中极、间使、血海、复溜、行间、阴谷、通里。

（《神灸经纶》卷四《妇科症治》）

十一、《针灸集成》

清代医家廖润鸿编著的《针灸集成》，其卷三、卷四详叙经脉流注、经穴主治以及配伍应用，并摘取《百症赋》等针灸歌赋中的有关章句，列于穴名条目之下。妇科病的针灸治疗取穴、具体针法、灸法亦贯穿其中。

【文献摘录】

天枢：在夹脐旁二寸，去肓俞一寸五分陷中。针五分，留七呼，灸五壮。

《拔萃》云：百壮。又《千金》：魂魄之舍不可针，孕妇不可灸。主治：奔豚，泄泻，赤白痢，水痢不止，食不化，水肿，腹胀肠鸣，上气冲胸，不能久立，久积冷气，绕脐切痛，时上冲心，烦满呕吐，霍乱，寒疟，不嗜食，身黄瘦，女人瘀血结成块，漏下，月水不调，淋浊带下。久冷及妇人症癖，小便不通，肠鸣泻痢，绕脐绞痛，灸百壮，三报之。又吐血，腹痛雷鸣，灸百壮。又狂言恍惚，灸百壮。

《针灸集成》卷三《足阳明胃经》

然谷：在公孙后一寸。针三分，留三呼，灸三壮。一日针不宜见血。主治：喘呼烦满，咳血喉痹，消渴舌纵，心恐少气，涎出，小腹胀，痿厥，寒疝，足跗肿酸，足一寒一热不能久立；男子遗精，妇人阴挺出，月经不调，不孕；初生小儿脐风撮口，痿厥，洞泄。此穴主泻肾脏之热，若治伤寒，亦宜出血。石水，灸然谷、气冲、四满、章门（《千金》）。此穴易醒脐风（《百证赋》）。

交信：在三阴交下一寸后开些。针四分，留五呼，灸三壮。主治：五淋疝，阴急股内廉引痛，泻痢赤白，大小便难，女子漏血不止，阴挺，月事不调，小腹痛，盗汗。兼合阳治女子少气，漏血（《百证赋》）。

阴谷：在曲泉后横直一寸，半微下些，针四分，留七呼，灸三壮。主治：舌纵涎下，腹胀烦满，溺难，小腹疝急引阴；阴股内兼痛，为痿，为痹，膝痛不可屈伸；女人漏下不止，少妊。兼水分、三里利小便，消肿胀（《太乙歌》）。治脐腹痛（《通玄赋》）。

四满：在中注下一寸，去中行五分，针三分，灸三壮。《甲乙经》云针一寸，《千金》云百壮。主治：积聚，瘕瘕，肠癖，切痛，石水，奔豚，脐下痛，女人月经不调，恶血痛，并无子，可灸三十壮。

中注：在肓俞穴下一寸，去中行五分，针一寸，灸五壮。一云针五分。主治：小腹热，大便坚燥，腰脊痛，目眦痛，女子月事不调。

（《针灸集成》卷四《足少阴肾经》）

带脉：在京门直下两寸，针六分，灸五壮。主治：腰腹纵，水状，妇人小腹痛急，瘕瘕，月经不调，带下赤白，两胁气引背痛。

临泣：距侠溪一寸六分，距地五会一寸，针二分，留五呼，灸三壮。主治：胸满气喘，目眩，心痛，缺盆中及腋下马刀疡，痹痛无常，厥逆，疟日西发者，淫泺胻酸，洒淅振寒，妇人月经不利，季胁支满，乳痛。颈漏，腋下马刀，灸百壮（《千金》）。兼内庭能理小腹之䐃（《玉龙赋》）。

（《针灸集成》卷四《足少阳胆经》）

中极：在脐下四寸。针八分，留十呼，灸三壮。一曰：可灸百壮至三百壮，孕妇不可灸。主治：阳气虚惫，冷气时上冲心，尸厥，恍惚，失精无子，腹中脐下结块，水肿奔豚，疝痕，五淋，小便赤涩不利，妇人下元虚冷，血崩白浊，因产恶露不行，胎衣不下，经闭不通，血积成块，子门肿痛，转脬不得小便。治血结成块，月水不调，产后恶露不止，脐下积聚疼痛，血崩不止，可灸十四壮（《神农经》）。兼气海、中极、三里《太乙歌》。

（《针灸集成》卷四《任脉》）

交仪：治妇人漏下，赤白，月水不利，灸交仪穴，在内踝上五寸。

营池：主妇人下血漏，赤白，营池四穴三十壮，在内踝前后两边池上脉，一名阴阳。

漏阴：治妇人漏下，赤白，四肢酸削，灸漏阴三十壮，穴在内踝下五分微动脉上。

阴独八穴：在足四指间，主妇人月经不调，须待经定为度，针三分，灸三壮。

通理：在足小指上两寸，主妇人崩中及经血过多，针二分，灸二七壮。

（《针灸集成》卷四《足部》）

十二、《针灸易学》

《针灸易学》是清代医家李守先所著，其上卷专列《妇人门》，记录了妇科病症的选穴治疗，同时重视补泻手法的应用。

【文献摘录】

血崩漏下：中极、子宫灸。

血崩不止：丹田、中极、肾俞、子宫；后百劳、风池、膏肓、曲池、绝骨、三阴交。

月水断绝：中极、肾俞、合谷、三阴交。

（《针灸易学》卷上《妇人门》）

第二节 针灸治疗月经不调的近现代经验

中国近代是一个特殊历史时期，这一时期充斥着动荡、巨变，中医学的发展也是如此。发展至现代，尝试使用神经生理学相关理论阐释经络实质及其作用机制，在腧穴定位中增加西医解剖内容。针灸治疗妇科疾患取穴大多仍在任脉及肝、肾经，主张针刺、艾灸并治。

一、《实用针灸学》经验

【文献摘录】

中极 在脐下四寸，（宜）针六分，灸三壮，（主病）治妇人月事不调及赤白带下。

隐白 在足大趾内侧，去爪甲一韭叶，刺足太阴脾经，（宜）针二分，灸三壮，（主病）治心脾疼痛及妇人月事不正。

二、《中国针灸科学》周伯勤经验

【文献摘录】

天枢 解剖：此处为小肠部，有直腹筋上腹动脉。部位：在脐旁两寸。主治：女人血块癥瘕，结成块漏下，月水不调，淋漓，浊带下。手术：针五分，灸五壮至百壮，孕妇不可针。

隐白 解剖：有足背动脉，深在腓骨神经。主治：妇人月事过时不止。部位：在大趾内侧，爪甲缝间，去爪甲如韭叶。手术：针一分，留三呼，禁灸。

血海 解剖：为内大股筋下部，有上膝关节动脉及股神经。部位：在膝髌上二寸，膝之内侧。主治：女子崩中漏下，月事不调，带下，逆气腹胀。手术：针五分，灸五壮。

肾俞 解剖：有背阔筋，腰背筋膜，长背筋，后下锯筋，肋间动脉，脊椎神经。部位：在第二腰椎下（十四椎下），与脐眼并行。主治：赤白带下，月经不调，阴中痛。手术：针三分，灸三壮。

然谷 解剖：为长屈踇筋之附着部，有胫骨神经。部位：在内踝前之高骨下。主治：女子阴挺出，月经不调，不孕。手术：针三分，灸三壮。

照海 解剖：为外转踇筋之上部，有后胫骨动脉、胫骨神经。部位：在内踝下，斜前四分。主治：阴挺出，月水不调。手术：取此穴，令人稳坐，足底相对，在内踝骨下白肉际陷中，针三分，灸七壮。

水泉　解剖：有长总趾屈腱部，有后头股动脉，及胫骨动脉。部位：在内踝后太溪下一寸。主治：女子月事不来，来即多，心下闷痛，小腹痛。手术：针四分，灸五壮。

交信　解剖：为长总趾屈筋部，有后胫骨动脉、胫骨神经。部位：在内踝上二寸，与复溜并立。主治：女子漏血不止，阴挺出，月事不调，小腹痛。手术：针四分，灸五壮。

阴谷　解剖：为大股筋连附之部，有关节动脉与股神经。部位：在膝内辅骨之后，大筋之下，小筋之上。主治：女人漏下不止，少妊。手术：针四分，灸三壮。

间使　解剖：有内桡骨筋，尺骨动脉，正中神经。部位：在大陵上三寸。主治：妇人月水不调。手术：针三分，灸五壮。

临泣　解剖：为长总趾伸筋腱部，在第四趾骨之前面，有趾骨动脉，中足背皮神经。部位：在足小趾次趾本节后，去侠溪一寸六分。主治：妇人月水不调。手术：针二分，灸三壮。

太冲　解剖：在第一趾骨之部，有浅在腓骨神经，前胫骨筋。部位：在行间后半寸。主治：女子月水不通，或漏血不止。手术：针三分，灸三壮。

中极　解剖：有下腹动脉，肠骨下腹神经。部位：在关元下一寸。主治：妇人下元虚冷，血崩，白浊，因产恶露不行，胎衣不下，经闭不通。手术：针八分，灸三壮。

关元　解剖：有下腹动脉，下腹神经。部位：在气海下半寸。主治：妇人带下，瘕聚，经水不通。不妊，或妊娠下血，或产后恶露不止，或血冷月经断绝。手术：针一寸，灸百壮。

气海　解剖：有小肠动脉，交感神经分支。部位：阴交下半寸。主治：妇人赤白带下，月事不调，产后恶露不止。手术：针一寸，灸百壮。

阴交　解剖：有小肠动脉与神经。部位：脐下一寸。主治：妇人月事不调，崩中，带下，产后恶露不止。手术：针八分，灸五壮。

三、《针灸医案集要》徐春为经验

钱某，女，23岁，浙江宁波人，纺织工。1952年4月13日初诊。主诉：停经4个月。精神不振，无力坚持工作，曾服甲状腺浸膏及当归散无效。体格检查：无妊娠，无其他异常。治疗经过：首诊针关元、三阴交，针后各穴又灸5min；二诊针命门、长强，灸关元、中极；三诊针中极、长强，灸命门、关元。此后如上法针灸，治疗9次后，月经正常，后无任何不适。

四、《针灸治疗实验集》常尔明经验

高某，女，18岁。经水数月未来，面黄肌瘦，全身倦怠，不思饮食，腹部胀满不舒，时觉疼痛。去年4月患病，因其母亲辞世，悲伤成症。求诊于余。余于内关、足三里、中脘、中极、气海等穴针之，每月治之。3日后觉腹内胀痛均愈。能进饮食，余乃命其好好调养，万勿忧悲，今病闻已痊愈矣。

五、《中国针灸处方学》肖少卿经验

（一）月经不调

1.清热调经方

【处方】气海、三阴交、太冲、太溪。

【主治】月经先期而至，甚至一月经行两次，经色或紫。伴有烦热，口干渴，喜冷饮。脉数，舌赤苔黄。

【随症加穴】月经提前者，加地机、血海；烦热者，加内关、少府；经行色赤紫而量多者，加曲泉、中极。

【方义】本方具有清热调经的作用。气海为任脉经穴，可调一身之气，以气为血帅，气足则能统血而经自调；脾胃为生血之本，脾气充则血有所统，故取三阴交；取太冲以清肝热；取太溪以益肾水。四穴同用，以起通调冲任、理气和血、清热调经之效。

2.祛寒调经方

【处方】气海、血海、天枢、归来。

【主治】月经后期而至，甚至四五十天行经一次，经色淡晦。形寒喜热，脉迟舌淡。

【随症加穴】脾胃虚寒者，加中脘、足三里、三阴交；血虚者加脾俞、膈俞。

【方义】本方具有祛寒调经的作用。盖阳明多气多血，故刺灸天枢、归来以温经散寒，取气海、血海以理气和血。寒邪得除，气血和调，则经汛始可应期而至。

3.培本固元方

【处方】气海、三阴交、肾俞、交信、脾俞、足三里。

【主治】经来先后无定期，经量或多或少，经色或紫或淡。体质虚弱，面色萎黄。脉象细涩，舌淡。

【随症加穴】肾虚者，加命门、气海；肝郁者，加太冲、内关。

【方义】本方具有培本固元的作用。经乱是先天肾气和后天气血均虚，故取气海、肾俞、交信以培本固元；取肾俞、三阴交、足三里以培中焦而资气血生化之源。

（二）经闭

1.补益脾肾通经方

【处方】脾俞、肾俞、气海、足三里。

【主治】经量逐渐减少，终于闭止为血枯经闭。伴消化不良，大便溏泄，唇爪色泽不荣，目眩心悸，精神疲倦。脉象细涩，舌质淡。

【随症加穴】血枯经少者，加膈俞、血海；便溏者，加天枢、大肠俞；目眩心悸者，加百会、内关。

【方义】本方具有补益脾肾的作用。脾胃为后天之本，主消化水谷，化精微而为气血，气血充足，则经水自通。故取足三里、脾俞以健脾胃；肾为先天之本，肾气足，则精血自充，故取肾俞、气海以补肾气。

2.祛瘀生新通经方

【处方】中极、合谷、血海、三阴交、行间。

【主治】血滞经闭，少腹作胀，或兼疼痛。伴烦热、胸闷，或于腹部出现癥瘕，大便燥结，肌肤甲错，口干。舌质暗红或有紫点，脉象沉弦而涩。

【随症加穴】血滞者，加气冲、地机、曲泉；烦热胸闷者，加内关、照海。

【方义】本方具有退热舒郁、祛瘀生新、活血通经的作用。中极能理冲任调下焦；血海为足太阴脾经腧穴，行间为足厥阴肝经的荥穴，同用以疏肝调脾而奏退热、行瘀、化滞之效；合谷善理气分之郁热，三阴交善行血分之瘀滞，二穴合用可使气血下行，达活血通经之目的。

（三）崩漏

1.清热化瘀止漏方

【处方】中极、血海、三阴交、隐白、水泉。

【主治】崩漏，出血大量，颜色紫红，秽臭难闻，血黏稠兼有血块，腹痛拒按。伴大便秘结，口干作渴。脉象弦数有力，舌红苔黄。

【随症加穴】崩漏有血块者，加水道；大便秘结者，加天枢。

【方义】中极为任脉与足三阴之会，以调任脉、足三阴之气，清热化瘀；三阴交为足三阴经之交会穴，隐白为足太阴之井穴，取之以补脾统血；取足少阴郄穴水泉以滋阴降火，取足太阴经穴血海以泄血分之热。五穴同用，共奏清热化瘀止漏之功。

2.滋阴降火止漏方

【处方】阴交、三阴交、隐白、内关、太溪。

【主治】崩漏，血色鲜红。伴有头晕耳鸣，心悸失眠，午后潮热。脉象细数无力，舌质红无苔。

【随症加穴】阴虚火旺者，加交信、合阳；心悸失眠者，加神门、心俞。

【方义】阴交为任脉与足少阴经、冲脉之会，可以调补冲、任之气，使固摄有权；取隐白、三阴交以健脾而统血；配内关、太溪，调养心肾而退虚热。诸穴合用，以起滋阴降火止漏之效。

3.补气摄血止漏方

【处方】关元、三阴交、脾俞、足三里、隐白。

【主治】病久漏下，血色淡。少腹冷痛，喜热饮，欲按，面色㿠白，形寒畏冷，倦怠嗜卧，纳呆。脉象沉细迟弱，舌苔白滑。

【随症加穴】少腹冷痛者，加气海；胃纳减少者，加中脘。

【方义】本方具有补气摄血止漏的作用。关元为足三阴、冲脉、任脉之会，以调补冲、任之气，加强固摄而约制经血妄行；三阴交为足三阴之交会，有补脾统血之功，为治妇科病要穴；隐白为足太阴脉气所发，刺灸此穴，有健脾统血之效，为治崩漏经验效穴；取足三里、脾俞，以培补中气，使气足而能摄血。

4.回阳固脱止崩方

【处方】关元、气海、三阴交、隐白、百会。

【主治】漏久不止，或崩漏下血量多，甚则昏厥，面色苍白，汗出如油，呼吸气促，四肢厥逆，脉微欲绝。

【随症加穴】脉微欲绝者，加内关；汗不止者，加阴郄。

【方义】《行针指要歌》云："或针虚，气海丹田委中奇。"由此可见，诸虚百损之症，莫不取治于气海、丹田（关元）二穴。因气海为正气之海，关元为元阳之关键，故针灸此穴，可以扶正回阳而固脱；取隐白、三阴交，以补脾统血而止崩；更师扁鹊取于三阳五会，以升清阳而醒脑。如此诸穴协用，则起回阳固脱止崩之功。

六、《临证新悟》白璧臣经验

胡某，女，29岁。自诉月经先期，经来腹痛，色黑成块。伴心烦易怒，已10年未孕。脉弦数，苔黄薄。此乃血热血瘀之象，治以针药结合。中药选用加味四物汤：当归15克，川芎9克，生地黄12克，赤芍9克，牡丹皮9克，红花9克，延胡索9克，柴胡9克，香附10克。3剂，水煎服。针灸取穴：曲池、关元、血海、行间、三阴交。均用泻法，1周后停药停针。半月后，诸症皆愈。

七、《常见病症的针灸辨证施治》徐恒泽等经验

刘某，女，30岁。自诉闭经5年半。17岁月经初潮，周期28天左右，但从23岁开始，周期渐延长至35天、45天，甚则2月一至。经来量中等、色红，无血块，无痛经，3天经净。5年前月经渐闭止至今。用雌孕激素周期治疗月经可来潮，单用孕激素则月经不至。闭经后，形体逐渐肥胖。平时懒于动作，舌质淡，有瘀斑，苔厚腻，脉沉实。系痰瘀内阻，胞脉失畅。治拟化痰祛瘀，通畅胞脉。治取中极、血海、合谷、丰隆、膈俞，用泻法，隔日治疗1次，10次为1个疗程。累计治疗至第3疗程时月经来潮，量中，色黯红，夹有小血块，4天经净。又续治1个疗程以资巩固。之后月经一直正常。

八、《太乙神针灸临证录》刘洁生经验

于某，女，28岁。16岁月经来潮，每月行经。某日因打篮球过于劳累，当晚又逢月经来潮，故血量较多，竟致神志不清，经医院抢救而愈。此后数月一潮，有时靠药物促使来潮，但量少而色淡，少腹有坠胀感。刻下：精神欠佳，白带多，纳差，脉沉细，舌淡苔白。证属脾肾虚亏。治以健脾益肾，大补元气。治疗：取气海、关元、三阴交，各针5分，补法，灸5壮，留针20min。复诊：上次针治后，次日月经来潮。取血海、三阴交，各针5分，平补平泻；灸关元、气海、脾俞、胞门、子宫，各5壮，留针20min。三诊：针后白带减少。取脾俞、肾俞、白环俞，各针3分；气海、中极，各针5分，均用补法，各灸5壮。胞门、子宫，各灸3壮，留针20min。四诊：少腹胀减，自觉舒适。取气海、中

极、三阴交，各针5分，各灸3壮，留针20min。五诊：取脾俞、肾俞、胞门、子宫，各灸3壮。六诊：合谷、气海、中极、三阴交，各针3分，先补后泻。中极、气海、胞门、子宫，各灸5壮，留针20min。并给柴平汤加青皮（柴胡10克，半夏6克，党参10克，黄芩10克，苍术6克，厚朴6克，陈皮6克，青皮6克，甘草3克，姜枣作引，水煎服）3剂，以助针效。七诊：上次针后，次日月经来潮，量不多，色红，行经时少腹仍有痛感。取脾俞、肾俞，各针3分；血海，针8分，均用补法。关元、气海、胞门、子宫，各灸5壮，留针20min。八诊：近日精神不好，头晕。取百会，针2分，补法；风池，针3分，泻法；上星，针2分，泻法；太阳，针3分，肝俞，针3分，均用泻法；脾俞、肾俞、期门，各针3分，三阴交针5分，均用补法。九诊：诸症好转。取关元、胞门、子宫、三阴交，各针5分，均用补法，各灸5壮。十诊：诸症悉平。继续针灸催月经来潮，取脾俞、肾俞、阴廉、中极、气海，各针3分，均用补法。当日月经来潮，量适中，色红，一切均安。

九、《中国针灸急症验案》周志杰等经验

房某，女，31岁。自月经初潮至今，月经先期，甚至半个月经行一次。量多，色紫黑有块，质黏稠，行经前腰酸腹胀。心烦易怒，口干苦，胸闷不适。舌质红、无苔，脉弦数。证属肝郁化火，热伤冲任，迫使月经先期而下。治以舒肝解郁，养血清热。取三阴交、中极、太冲、血海等穴。上穴均施以平补平泻。每5min行针1次，每次留针30min。经期前3日每日施针刺之，连续施术3次。两次月经前期施术后，月经周期正常，腰酸腹胀减轻，经量均比上次减少，色鲜红，无血块。口干苦，胸闷不适之症，再未出现，舌淡红，脉弦数。宗上方、上法，继续在月经前期施针治疗。又经两个周期治疗后，月经先期已愈，诸症悉除。

十、《福建中医药》载严淑珍等经验

沈某，女，21岁。主诉：每次行经经量多且有血块。经妇科检查未见异常。现经水刚至，遂隔姜灸隐白穴3~5壮，大敦穴3~5壮。次日经量渐减，治疗4次，经量正常。

十一、《针灸治疗学》杨长森经验

吴某，女，28岁。自诉月经不调3年，月经愆期，量少色淡，质清稀。纳

食不馨，肢倦无力，心悸，眠差，白带清稀；舌胖质淡苔白，脉沉细。取：关元、足三里、三阴交、内关、中脘、天枢，每逢月经来潮前针治，每日1次，补法。经过两个月的治疗，月经周期正常，诸症皆愈。

十二、陈应龙经验

陈某，女，43岁。自诉近数年来月经先后不定期，经量甚多，如崩如漏。每逢月经来潮前1周即寒热往来，呕吐纳呆，甚则头昏汗出，面色苍白，四肢冰冷，而见虚脱之状。曾多次诊治及住院治疗，均未见效，遂来就诊。刻下：面色萎黄，脉沉细迟缓，舌质淡胖，苔少。证属脾弱气虚，统摄无劲，冲任不固。治法：独取足三里一穴，予直接灸，每次左、右穴各灸3壮。连灸数次，次月月经来时经量正常，诸症皆愈，从此身体日见健壮矣。

按：妇人月经主要是血，而血的生成、统摄运行，有赖于气的生化与调节，同时气又要依靠血来营养。余观治血崩者，常施以固摄止血之品，或针取平肝止血之穴，或用灯芯灸隐白穴，皆仅止一时之崩。殊知足三里一穴，乃多气多血之穴，灸之则补中固气，气固则血循经也。此谓"补血应先补气，补气应先补火"，"有形之血不能速生，无形之气需当急固"之理。余遵此独取足三里一穴连续施灸，达到已去之血可以速生，将脱之血可以尽摄的目的，故能得心应手而获良效也。

十三、《陕西中医·针灸增刊》载王建德等经验

张某，女，45岁。自诉经行先后无定期，经量少色淡，淋漓不断，腰痛乏力。伴头痛烦躁，平素少腹寒凉，带下清稀，畏寒怕冷，纳差，大便稀溏。舌红苔白，脉迟涩。证属脾肾阳虚，冲任不足。治以温肾壮阳，调补冲任。治疗：灸神阙15壮（隔盐灸，壮如豆）。每逢经期施治两次，共治3个月经周期。后月水正常。

十四、承淡安经验

（一）经水先期

【病因】血热内壅，热迫血行，而经先期至矣。亦有因气虚不能摄血，而非因血热者。更有因忧郁恼怒过度，五志过极化水，血液之循环乖张，遂致血不能涵养，肝气横逆，经水先期而至者。临证时须细加考查。

【证象】未及经期而经先至，腹不甚痛，身热而色紫，脉洪数，此属实证。亦有腹痛，身不热，面色鲜红者，此属虚证。

【治疗】血热：气海针入5分，留捻2min；三阴交针入5分，留捻2min；行间针入8分，留捻1min；关元针入5分，留捻2min。肝气横逆除照血热各穴针治外，加曲泉针入3分，留捻1min；期门针入3分，留捻1min；肝俞针入5分，留捻2min；血虚：气海、中极、三阴交各灸5壮。

【助治】先期经来量多：地骨皮五钱，牡丹皮、白术、熟地黄各三钱，青蒿、茯苓、黄柏各一钱，煎汤服。先期经来量少：玄参、生地黄各一两，白芍、麦冬各五钱，阿胶、地骨皮各三钱，煎汤服。

（二）经水后期

【病因】经水后期属血室虚寒，或生冷凝滞。盖血室虚寒或误服生冷，其血因寒邪而凝滞，于是血液循环之能力减退，遂使经行后期矣。间亦有血热内炽之人，因高度热量之煎灼，遂致血络燥结，血行瘀滞，而致经水后期。

【证象】经水后期而来，少腹绵绵作痛，颜色淡而不鲜，脉大无力或涩细，恶寒喜暖，此虚也。然亦有色紫或成块者，脉细数，此血液干枯也。

【治疗】虚寒者：关元、气海、血海、地机、归来各灸3~5壮。血热内炽者依照经水先期血热针治。

【助治】后期量多：熟地黄一两，白芍（酒炒）一两，川芎（酒洗）五钱，白术五钱，柴胡、肉桂各五分，续断一钱，五味子三分，煎汤服。后期量少：上方加当归四钱，阿胶、人参各二钱，煎汤服。

（三）经闭

【病因】经闭之原因甚多，本条不过举其大略。实性之经闭，多由旧血停积，新血不得下行，以致经闭而少腹硬痛。或由气化郁结、血滞不行，经闭而满腹胀痛，如胸闷呕恶，皆气郁之证也。虚性之经闭，多由血液贫乏或虚弱，以致经闭而呈头眩，心悸、气短、肢冷等气血虚弱之象。或由脾胃虚弱，消化不良等以致经闭，出现食少便溏，面黄等症。然亦有生理异常，终身无月经者。

【证象】经闭有虚性、实性两种。虚性之症状为头眩，心悸，面色㿠白，脉细；初则经行减少，继则经闭不行；神疲气短，食少便溏，面黄无华，经期屡乱，渐至经闭。实性之症状为少腹硬痛，肌肤甲错，脉象沉细，腹满胀痛。

【治疗】实性经闭：膈俞针入3分，留捻1min；血海针入3分，留捻2min；气海针入5分，留捻2min；中极针入3分，留捻2min；行间针入3分，留捻

1min；曲泉针入3分，留捻1min；足三里针入5分，留捻2min。虚性经闭：三阴交、膈俞、肝俞、关元、脾俞、胃俞各灸5壮。

【助治】益母草、红糖各一两，煎汤服。

【备考】《针灸资生经》："中极主经闭不通。"《百症赋》："月潮违限，天枢水泉须详。"

（四）经漏

【病因】多由气虚不能摄血，冲任不固，以致月事淋漓不断，色淡而不鲜。或因经期内行房，致伤胞宫而成。此外，如寒热邪气客于胞中，或忧思郁结，气滞不宣，皆足致此。

【证象】经来不断，淋漓无时，所下不多，或时行时止，或少腹绵绵作痛。神疲肢倦，饮食减少。脉沉细或数。

【治疗】关元、气海、百会、肾俞、命门等各灸7壮。

【助治】当归一份，熟地黄半份，浸膏，每日服3次，或当归、益母草煎汤服。

（五）血崩

【病因】张石颜曰："崩之为患或脾胃虚损不能摄血，或肝经有火，迫血妄行，或怒动肝火，血热沸腾，或脾经瘀结，血不归经。"凡此皆足造成血崩，悲哀过度，亦是主因。

【证象】突然下血不止，病人顿呈失血状态，全身皮肤苍白，口唇爪甲尤甚，伴心悸、肢麻、眩晕、耳鸣，甚则不省人事。脉芤，或沉，或浮。

【治疗】三阴交、隐白、大敦各灸10多壮。百会灸5壮。关元、中极各灸50~80壮。

【助治】三七研细末，每次服一钱至二钱，每日2次。

【备考】《资生经》："大敦治血崩不止。"

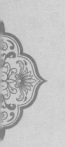

第五章
针灸治疗月经不调的疗效特点与规律

第一节 针灸辨证论治

针刺治疗月经不调不仅能改善患者的临床症状，还能够提高患者的身体素质，能够从根本上进行调理治疗。针灸治疗月经不调是在中医辨证论治的指导下选穴、配穴，按补虚泻实的操作手法，以患者产生酸麻胀痛感为度，留针30min左右，每日治疗1次，在除经期以外的时间针刺治疗，以3个月经周期为1个疗程。

赵虹对常规组予以西医治疗，患者于月经周期第3周后口服黄体酮，每次100mg，每日2次，10日为1个疗程；观察组采用中医针灸治疗。观察组的治疗有效率为50%，康复率为40%，总有效率为90%；常规组的治疗有效率40%，康复率30%，总有效率70%。激素类药物虽然见效快，但是对患者的身体伤害较大，患者容易出现体重增加、减少，及其他并发症等不良反应。

吴节等将月经不调进行分期治疗，依据月经周期不同阶段中阴阳消长以及气血充盈变化的特点治疗月经不调。在卵泡期针刺血海、三阴交、太溪、照海等穴，并配合呼吸补泻法，达到健脾养血之效，天癸血足则可促使卵泡生长；排卵期先以龙虎交战法快刺肝俞，达疏肝理气之功，后针刺三阴交、四关、天枢、中极、子宫，共奏补脾胃、调冲任、益肝肾之效，以促进卵子的排出。

方幼安针灸治疗月经不调，着重强调辨虚实寒热。实证、热证首选穴：气海、血海、三阴交；虚证、寒证首选穴：关元、太溪、三阴交。备用穴：心俞、肝俞、脾俞、肾俞、蠡沟、阴谷、足三里、内关、太冲。主要方法：月经来潮时，辨证选取首选穴，每日治疗1次，实证用泻法，虚证用补法，可针可灸。

经净后，辨证选用备用穴，补泻手法同上，隔日治疗1次，10次为1个疗程。案例：杨某，女，29岁。月经先期，量多色紫，少腹及乳房胀痛。平日心胸烦闷，苔黄，脉象滑数。体丰腴，已婚3年未孕。辨证为血分有热，兼见肝经气滞，治宜清热凉血，疏肝解郁。针刺取穴：气海、血海、三阴交、太冲。均用徐疾、开阖补泻之泻法，治疗1次而痛解。下月行经前10天起隔日针刺1次，共针5次。取穴为肝俞、脾俞，均用徐疾、开阖补泻之泻法，得气不留针。血海、三阴交与蠡沟、太冲分两组，交替使用，亦用徐疾、开阖补泻之泻法。次月即月经准期而至，腹痛未作。随访1年，行经正常，后生育。

杨丹红、金肖青以神阙、气海、血海、足三里、隐白为针灸治疗月经不调等妇科病的要穴，疗效颇佳。以气海为例，该穴能补肾培元、益气和血、固冲任。案例：张某，女，27岁。闭经8月余，因行经时着水受凉而卒然停经。平素自觉腰酸乏力，食欲不振。苔薄白，脉沉细。针气海，配足三里、三阴交，隔姜灸气海7壮，隔日治疗1次，直至月经来潮之日。次月按上法治疗，当月月经来潮，但量少色黯，至第3次月经来潮时量、色基本恢复正常。

李莎以120例多囊卵巢综合征患者为研究对象，随机抽取60例为对照组，给予西药治疗：口服达英-35，1片/次，每天1次。用药21天后停药，第5天后重复用药。另60例为研究组，给予腹针治疗，取穴：中脘、下脘、关元、气海、气穴、滑肉门、外陵与大横。垂直进针，针刺顺序为由上至下，由里至外，留针30min。每周治疗2次，12次为1个疗程，共2个疗程。治疗期间如果月经来潮则停止治疗，此后第3天继续治疗。结果：随访3个月，研究组总有效率为96.67%，明显高于对照组66.67%，研究组的月经来潮次数与月经量均优于对照组。

韩继红将40例月经不调患者分为试验组和对照组，各组20人。对照组患者常规口服黄体酮，治疗2个月。观察组患者行针刺治疗：以关元、阴交、中极、三阴交、合谷为主穴，基于患者实际情况辨证选用膈俞、脾俞、命门、归来、血海、行间、肾俞、太溪等穴。在具体行针时，给予患者主穴强刺激，留针30min，每日治疗1次，每周治疗5次，治疗2个月。结果：试验组患者的疗效指标结果及不良问题发生率明显优于对照组。

王伟瑛选择三阴交、关元、太冲、气海和中极等穴治疗月经不调。针刺得气后平补平泻，留针20~30min，调和冲任二脉之气血，总有效率为97%。吴节等依据月经周期中阴阳消长以及气血充盈的变化特点治疗月经不调。卵泡期针刺血海、三阴交、太溪、照海等穴，并配合呼吸补泻法，补肾养血，冲任血足则可促使卵泡生长；排卵期先以龙虎交战法快刺肝俞，达疏肝理气之功，后针刺三阴交、四关、天枢、中极、子宫，共奏行气活血、调冲任、益肝肾之效，以促进卵子的排出；待至行经期，不行任何治疗，使胞宫"泻而不藏"。

刘洪兰选取月经不调患者30例，采用董氏奇穴治疗。取穴：①妇科穴，拇指指甲向上，在拇指背侧，第一节关节之内外侧赤白肉际处，计两穴。②还巢穴，手心向下，在无名指中节外侧（靠近小指侧）正中央。③凤巢穴，手心向下，在无名指中节内侧正中央靠近桡侧处。④灵骨穴，在手背拇指与食指叉骨间，第一掌骨和第二掌骨结合处。⑤大白穴，在手背面，第一掌骨与第二掌骨中间之凹陷处。操作方法：患者取坐位，穴位处皮肤常规消毒后，采用毫针直刺；灵骨、大白用补法，留针45~60min，期间无需行针。每日治疗1次，左右手交替治疗（即第1日针左手穴位，第2日针右手穴位），20日为1个疗程。总有效率为93.3%。

杨青将86例月经不调患者，随机分为2组，每组43例。对照组予以西医治疗：经期第3周开始常规口服黄体酮，每次100mg，每日2次，10日为一个疗程。观察组采用针灸治疗：①经期先行，以关元、三阴交、血海为主穴。实热者，加太冲或行间；虚热者，加太溪；气虚者，加足三里、脾俞；月经过多者，加隐白。②经期延后，以气海、三阴交、归来为主穴。实寒者，加子宫；虚寒者，加命门、腰阳关。③经乱，以关元、三阴交、肝俞为主穴。肝郁者，加期门、太冲；肾虚者，加肾俞、太溪；胸胁胀痛者，加膻中、内关。诸穴按补虚泻实法行手法操作，以患者产生酸麻胀痛感为度。留针30min，每日1次，20天为1个疗程。针具选用30号1.5寸毫针。结果观察组治疗总有效率为95.35%，高于对照组79.07%。

赵虹将60例月经不调患者，随机分为西医组和中医组，每组各30例。西医组常规口服黄体酮治疗，每次口服100mg，每天2次，服用时间为经期过后第2周开始，10天为1个疗程。中医组根据患者的病证不同采用针灸施治。月经先期治宜清热调经。处方：主穴为关元、血海，实热配太冲、曲池，虚热配三阴交、然谷，郁热配行间、地机，气虚配足三里、脾俞。月经后期治宜温经和血。处方：主穴为气海、气穴、三阴交，寒实配归来、天枢，虚寒配命门、太溪，血虚配足三里、脾俞、膈俞，气滞配蠡沟。毫针捻转得气后随证施补虚泻实手法，留针30min，每日1次，20次为1个疗程。对比两组患者的临床治疗效果。结果：中医组的治疗有效率为50%，康复率为40%，总有效率为90%；西医组的治疗有效率为40%，康复率为30%，总有效率70%。中医组明显优于西医组。

刘广霞采用针灸促排卵疗法治疗无排卵型月经不调63例。主穴选用阴交、中极、关元、气海、子宫、三阴交、合谷，辨证选穴。针刺手法：三阴交、合谷强刺激，虚证用补法，实证用泻法。每次留针40min，期间行针1次，治疗7次为1个疗程。每于月经来潮前7~10天及月经周期第12天进行治疗，每个月经周期治疗2个疗程，连续治疗3个月经周期。结果显示，治疗后患者直径大于15mm的卵泡数目及优势卵泡大小均显著优于治疗前，治愈率为77.8%，好转率为15.9%，无效率6.3%，总有效率为93.7%。

房紧恭对针灸治疗卵巢早衰型月经不调进行研究，认为该病应固本培元、调理冲任，通过针灸调节激素水平，以达疗效。头部取穴为百会、神庭、本神，腹部取穴为中脘、天枢、带脉、关元、大赫、卵巢穴，下肢取穴为足三里、三阴交、太冲、太溪。针刺后可根据病情选定几个穴位进行电针治疗来加强针感，也可配合腰骶闪罐及耳穴贴压等辅助治疗，留针20min。患者需每周治疗3次，1个月为1个疗程，需要坚持治疗3~6个疗程。针灸治疗的同时需配合情绪和生活习惯等方面的正向引导。

邱纳选取140例月经不调患者为研究对象，分为两组，每组各70例。两组都采用针灸治疗。选用阴交、关元、中极、子宫、三阴交和合谷等穴，然后根据患者的实际情况辨证加减。气虚者加足三里和脾俞，血虚者加脾俞和膈俞，血寒者加命门和归来，血热者加血海和行间，肾虚者加肾俞和太溪。三阴交和合谷采用强刺激，虚证的患者采用补法，实证患者则采用泻法。每次治疗留针30~40min，每天进行1次治疗，7天为1个疗程。在月经来潮前7~10天和月经周期第12天进行治疗，每个月经周期患者进行2个疗程的治疗，持续治疗3个月经周期。观察组加用中药穴位注射。取穴：气海、关元、子宫、水道、脾俞、肾俞、三焦俞、关元俞、气海俞、膈俞、次髎、血海、阳陵泉、足三里和三阴交。根据患者的情况辨证选取穴位，腰背部和肢体部的穴位可交替使用。选用黄芪注射液和丹参注射液交替进行注射治疗。每周治疗1次，经期结束后停止治疗，3个月为1个疗程。结果显示，观察组患者的总有效率为98.57%，对照组患者的总有效率为87.14%，观察组患者的卵泡数目、卵泡大小等指标结果均优于对照组。

第二节　针灸周期疗法临床应用

针灸周期疗法是模拟中药周期疗法创设的，以生理周期的变化为周期性治疗依据，周期性分期选穴针刺，将中医辨证论治与生理周期相融合，通过形成新的人工周期来治疗月经病。针刺周期疗法的分期选穴随月经周期中脏腑、阴阳、气血的生理变化而不同，旨在调节肾－天癸－冲任－胞宫轴，逐渐建立规律的生理周期，从而起到治疗作用。

针灸周期疗法对生理周期各期的生理特点及治则分析如下。

1.行经期重阳必阴，通过阴阳转化，阳让位于阴，使得冲任、胞宫气血急剧充盈，排瘀以促新生，故当治以活血通经止痛，重在祛瘀，"瘀血不除，新血不生"。

2.经后期血海空虚，冲任、胞宫失养，癸水阴长，开始储备以期下次月经来潮，治当滋阴血补肾。

3.经间期重阴必阳，阳升有助于卵泡成熟并顺利排出，若阴浊温化，则三焦通利而阳升，故治以破气泄浊（重在促新）。

4.经前期阳长阴消，阳气有利于子宫内膜顺利剥脱，气行则血行，调畅气机，为经血顺利运行提供物质条件，故治以补肾助阳兼以理气。

贾宁等利用温针灸周期疗法治疗卵泡发育不良不孕症患者61例，周期温针灸组30例，平均年龄（24.2±3.5）岁，病程3~7年。普通温针灸组31例，平均年龄（23.6±4.7）岁，病程2~7年。治疗3个周期后评价疗效，周期温针灸组排卵率90%，普通温针灸组排卵率70%。

第三节　针刺与艾灸

针刺的主要作用为通调冲任、理气和血，通过对特定穴位的直接刺激以疏经通络，使经络畅通无阻。通常配合艾灸疗法，通过艾灸的温热刺激，温经散寒、疏导气血，并激发肾经的气血传导，使任冲二脉得以气血充盈，局部血管得以扩张，血液循环加快，从而有利于新陈代谢、解除痉挛、缓解疼痛，从而改善症状。有研究提出，针刺与艾灸的结合可提高经络敏感性，针灸时更易得气，且艾灸的温热作用使寒证患者更易接受，尤其是血寒型月经后期患者，因任冲寒凝滞涩而出现经期延后、经血量色质异常及腹痛畏冷等症状，艾灸缓解寒证的效果尤其明显。

徐云虹针灸并用治疗36例月经后期患者，通过针刺肘膝关节以下穴位，并艾灸双侧至阴穴，取上病下取之意。认为针灸并用通经行气活血的效用更强烈，通过经络的调节作用，收缩子宫，促进内膜脱落，致使经血来潮。

任变英等以温针灸"阴三针"，即关元、归来、三阴交，治疗寒凝血瘀型月经后期，认为温针灸作用于穴位上可达到行补气血的作用，使气血得行，冲任得养，血海盈满，则月经按期而至。

刘广霞通过应用针刺合并艾灸治疗无排卵型月经不调患者63例，治疗后患者卵泡数目、FSH及LH水平均趋于正常水平。结果：治愈49例（77.8%），好转10例（15.9%），无效4例（6.3%），总有效率为93.7%。

米燕静运用香砂益母汤结合温针刺疗法治疗月经不调患者94例，患者随机分为对照组和研究组，对照组采用香砂益母汤治疗。香砂益母汤以香附子15g、砂仁10g、益母草50g为1剂。每剂加水300ml，煎汤至200ml，再下砂仁煎至150ml，取汁服，1日服用2剂。研究组在香砂益母汤基础上联合温针刺治疗，毫针直刺关元、双侧三阴交、双侧地机，进针至1~1.5寸。经治疗，对照组有效率为72.92%，研究组有效率为91.30%，结果显示香砂益母汤结合温针刺疗法治疗月经不调的临床效果优于单用中药治疗。

吕玉娥等选取27例功能性子宫出血患者，均用艾灸双侧隐白穴配合止崩汤加减治疗。双侧隐白穴使用麦粒灸，每次治疗灸6壮，在艾炷快燃尽时按压艾炷，增强温经散寒的功效。结果：所有患者经治疗后治愈率为77.8%，总有效率为100%。

顾忠平将62例月经不调患者随机分为治疗组和对照组，每组31例。治疗组取地机、气海、关元等穴，直刺进针，用平补平泻法。患者得气后将2cm长的艾炷点燃，插在地机穴针刺毫针的针柄上，15min后换1壮，共灸2壮，以局部皮肤潮红为度。共留针30min，其间每隔5min捻转1次。每日治疗1次，一周连续治疗5次，10次为1个疗程。每于月经来潮前7~10天及月经周期第12天进行治疗，每个月经周期治疗2个疗程，连续治疗3个月经周期。对照组于月经周期第5天开始每天口服枸橼酸氯米芬片50mg，连用5天，至下个月经周期再依照同样方法和剂量服用，连续治疗3个月经周期。结果：治疗组总有效率为93.5%，明显高于对照组的67.7%。

赵晓红用温针灸地机穴治疗月经不调患者60例。具体方法为在月经来潮后的7~12天进行治疗，针刺地机、关元和气海等穴，均采用直刺，平补平泻法，促使患者得气。针刺地机穴时在针柄上插入点燃的艾炷（长约2cm），将纸片垫于艾炷下方，避免灼伤皮肤，15min后更换第2根艾炷，以患者的皮肤出现潮红为宜。留针30min，每隔5min需捻转1次。每天治疗1次，每周治疗5次，10次为1疗程，每个月经周期治疗2个疗程，连续治疗3个月经周期。治疗后总有效率为93.33%。

郎秋生针灸治疗月经不调患者16例，主要方法为先针后灸，主穴取气海、血海、中极、归来、合谷，配穴取三阴交、肾俞、脾俞、上髎、次髎。针刺得气，留针40min，每日治疗1次。艾灸取气海、中极、归来（双侧），采用隔姜灸，每次2壮。艾灸使局部皮肤微红，有热感为佳。16例患者经治疗，均痊愈，随诊未见复发。

石艳阁选用先针后灸的方法治疗月经不调，针刺三阴交、归来、关元，以补脾气，使血有所统，后用温针灸或艾炷灸3~5壮，达到温养气血、理气和血之功。治疗组的治疗总有效率94.64%，高于服用黄体酮和克罗米芬对照组的总有效率15.21%。

第四节　针灸与中药

彭丹等使用针刺结合四物汤加减治疗月经不调患者140例，将患者分为试验组和对照组，对照组使用妇科调经片，试验组使用针刺联合四物汤。取穴为中极、合谷、生殖区以及三阴交、关元、子宫等穴。四物汤则在基础方上根据辨证加减药味。

刘雨芙采用针刺结合四物汤加减周期疗法治疗月经不调65例，将患者随机分为对照组（33例）与观察组（32例），给予对照组四物汤加减周期疗法，给予观察组针刺结合四物汤加减周期疗法，治疗3个月经周期后评价疗效。结果显示：对照组有效率为78.8%，观察组有效率为93.8%，针刺结合四物汤加减周期疗法疗效优于较单纯使用四物汤加减治疗。

石璇等采用针刺结合中药治疗月经不调患者80例。中药方以四物汤为基础进行加减；针刺选用三阴交、中极、气海、关元为主穴，气虚者加足三里、脾俞，血虚者加脾俞、膈俞，肾虚者加肾俞、太溪，气郁者加太冲、期门，血热者加行间、血海，血寒者加命门、归来，肝郁气滞者加中脘、期门、内关。结果显示：针刺结合中药组总有效率91.25%，高于单纯应用中药组的77.50%。

谢早红运用针刺配合逍遥丸治疗月经不调患者46例，分为观察组和对照组。观察组采用针刺治疗，选用气海、三阴交、关元3个穴位，同样也可以采用温针灸，患者在接受针刺治疗期间，配合服用逍遥丸，每日3次。对照组患者采用口服倍美力片，每次服用0.625mg，每日1次，同时服用谷维素，每次口服20mg，每日3次。结果显示观察组的总有效率明显高于对照组，采用针刺配合逍遥丸治疗月经不调效果显著。

黄道兰等采用针药结合的方法，在患者进行中药周期治疗的同时，在月经周期第6天开始针刺中极、关元、合谷、三阴交和生殖区等穴位。每个月经周期连续施针5次，于月经第12天针刺关元、中极、卵巢、肾俞、次髎、阴陵泉、足三里和三阴交等穴位以诱发排卵。结果显示，针药结合对于促排卵、维持正常月经来潮和提高妊娠率具有良好的效果，优于单纯使用达英-35和克罗米芬。

何世玲采用四物汤加减治疗月经不调，在月经周期的第5天开始服用，并针刺关元、气海、三阴交等穴以补肝肾、调冲任、活气血，行平补法。在月经周期第6天或干净后第2天开始，隔天施针，连续针刺5次，每次留针30min。结果显示总有效率为86.36%，较单纯运用四物汤加减治疗月经不调取得更明显效果。

张燕以针刺（常规针刺，留针20min）三阴交、公孙、太冲、关元、气海等穴配合桃仁四物汤治疗月经不调。针刺选取脾经、肝经和任脉的穴位，以养肝补脾、调补冲任；配合活血祛瘀、养血行气之桃仁四物汤，使瘀血去而新血生。罗利花选用相同主穴治疗，同时配合服用调和肝脾之四逆散和补脾益气之参苓白术散，连续治疗2个疗程，总有效率为94.44%，较单纯使用中药对照组总有效率高17%。

第五节　针灸与其他疗法

邱纳使用针灸结合穴位注射治疗月经不调患者140例，将患者分为试验组和对照组，每组70例患者，对照组采用普通针灸治疗，试验组采用针灸结合穴位注射治疗，3个周期后评价疗效。结果显示对照组有效率为87.14%，试验组有效率为98.57%。应用针灸结合穴位注射疗法对月经不调的治疗效果较理想。

金慧芳使用耳穴（毫针、电针、压丸法）治疗月经不调，常用穴位有内分泌、内生殖器、缘中、皮质下、交感、肾、肝、脾等（一次选穴以3~5个穴位为宜）。金慧芳还认为可以在治疗月经不调的穴位上使用穴位埋线、穴位敷贴（将辨证分型之后开出的药物研成细末，与水混合调成糊状，敷于穴位上，以纱布覆盖、胶布固定）以及刺络拔罐（在经前2~3天开始治疗）等方法治疗。

邓丽娟等将月经不调按发病机制分为排卵型和无排卵型，其中以无排卵型多见。运用腹针结合耳穴贴压法对无排卵型月经不调40例患者进行治疗。取穴：引气归原组穴（中脘M、下脘M、气海M、关元M）、中极D、气旁D、气穴D、卵巢穴D。M代表进针中刺至人部，D代表进针深刺至地部。每次留针60min，每天治疗1次，连续治疗7次为一个疗程。耳穴选取子宫、卵巢、肝、肾、脾以及内分泌。每次选用一侧耳穴，两耳交替进行，每3天贴压1次。结果：治愈31例，好转5例，无效3例，总有效率为92%。

罗美婷等以腹针联合解结速刺针法治疗月经不调患者70例。将患者分为观察组和对照组，每组各35例，观察组采用腹针联合解结速刺针法治疗，对照组采用单纯腹针治疗，比较两组患者治疗前后的血清性激素水平。治疗后两组患者的血清FSH、LH、PRL水平均明显降低，E_2、PROG水平明显升高，试验组总有效率为94.3%，对照组有效率为74.3%。

李柄楠等运用埋线法，以肾俞、曲骨、气海、关元、次髎、复溜为主穴，治疗肾虚血瘀型月经过少患者32例。其中治愈25例，占78.13%；好转5例，占15.63%；未愈2例，6.25%；总有效率为93.75%。该研究表明，肾虚血瘀型月经过少患者采用穴位埋线治疗可收到很好的调控和治疗作用。

邹小凤、何洪洲等对观察组患者采用穴位埋线法，对相应穴位给予长时间刺激，从而治疗月经后期。对照组患者口服加味乌药汤以行气血。结果显示，观察组60例患者均好转或治愈，临床疗效显著。

马静采用穴位埋线法治疗月经过多患者42例，法以地机、曲骨、次髎、归来为主穴，气虚者加足三里、气海，血热者加水泉、行间，血瘀者加膈俞、血海。治疗总有效率为95.2%，对月经过多起到了明显调节和改善作用。

吴姝雯采用穴位埋线法治疗月经过少，以次髎、气海、子宫、关元为主穴，血虚型加膈俞，血寒型加关元俞，肾虚型加肾俞，血瘀气滞型加气海俞，痰湿阻滞型加脾俞。穴位埋线起到治病求本的作用，可减少引起月经过少的发病因素，从而达到治愈疾病的目的。

　　尚艳华应用透穴埋线法治疗月经先后不定期患者63例，主穴为归来透横骨、天枢透外陵、关元透中极、肝俞透脾俞、肾俞透大肠俞。肝郁者加太冲、期门，肾虚者加太溪。治疗后总有效率为93.33%。透穴埋线法治疗月经不调疗效确切，并可改善患者子宫内膜厚度及中医症状积分，疗效优于针刺组。

　　罗美婷等对腹针联合解结速刺针法治疗气滞血瘀型月经不调。操作方法：①解结：气滞血瘀型月经不调患者多在两肩及肩胛骨处有筋结点。操作时，如看到局部皮肤隆起或者摸到皮下颗粒状、条索状的筋结点且伴触压疼痛则判断为阳性反应点。选取1~3个阳性反应点，针刺结点正中，然后针尖沿着肌纤维走向提插捻转，以局部肌肉出现2~3次快速跳动，以皮下筋结变小或者消失为佳；②速刺：解结后另取双侧膈俞、双侧肝俞，快速进针并得气，每穴行针1min即出针。未摸到筋结点的患者仅行速刺法；③最后患者取平卧位，选取中脘、下脘、关元、气海、中极、双侧归来等穴位，按腹针标准化取穴，针刺穴位令患者略有酸胀感为宜，留针30min。结果显示，患者的血清FSH、LH、PRL水平均明显降低，E_2、PROG明显升高，中医证候积分均较治疗前明显降低，总有效率为94.3%。

　　叶咏菊采用埋线法（选穴：子宫、肾俞、肝俞）配合补肾健脾养血调经法（方剂组成：黄精15g、熟地黄15g、桑椹15g、山药15g、枸杞12g、山茱萸12g、当归10g、川芎10g、淫羊藿10g、茯苓10g、菟丝子10g、香附10g）治疗月经过少患者30例。其中显效15例（50%），有效10例（33.33%），总有效率达83.33%。

　　李卫川采用调冲止血汤（组方为当归15g、续断15g、炒杜仲15g、茜草12g、炙黄芪12g、熟地黄10g、白芍炭10g、川芎10g、山茱萸8g、大黄炭10g）联合穴位埋线（主穴肝俞、血海、中极，气滞血瘀者加太冲、膈俞，气虚者加气海或足三里，血热者加曲池或太冲）治疗育龄期月经过多患者130例。共治疗6个月，结果显示治疗后患者经量和中医症状积分均有明显改善。

　　李善霞等以穴位埋线法（穴位：气海、关元、命门、天枢）配合艾灸（主穴关元，配穴足三里、命门）治疗肾虚型月经过少患者80例，有效率为90.0%，高于西药组的72.5%。田文卿采用穴位埋线法（曲池、大横、丰隆、气海、归来）结合耳穴贴压法（口、胃、脾、肝、肾、三焦、内分泌、皮质下、内生殖器）治疗痰湿型月经后期患者30例，痊愈3例（10%），显效8例（27%），有效15例（50%），无效4例（13%），总有效率为87%。

楚鑫等治疗肾虚痰湿型月经过少患者43例，选取下脘、天枢、水道、大横、太溪、子宫、关元、气海、气穴等穴位，配合有行气化痰作用的丰隆、带脉及上、下巨虚等穴位行穴位埋线治疗，并配合按压肾、脾、卵巢、内分泌、子宫等耳穴。研究结果显示，总有效率为90.68%，高于单纯耳穴组的72.09%。

张晴晴等以任督周天大艾灸联合穴位埋线法（选穴：气海、子宫、命门、太溪）治疗虚寒型月经后期患者30例，其中治愈25例（83.33%），好转5例（16.66%），总有效率为100.0%，显著优于中药组的83.33%，能明显改善月经后期。

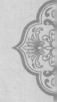

第一节 针刺的治疗机制

针刺通过刺激局部经络气血，调节脏腑阴阳，从而达到调节月经周期的目的。现代研究表明，一方面针刺能直接调节中枢神经系统分泌GnRH，另一方面针刺能激发HPOA的功能，促进LH合成、分泌。二者共同调节女性生殖内分泌，从而使月经的周期、量、色、质得到调节。另有研究显示，针刺腹穴能调节HPOA的功能，进而调节雌激素水平，雌激素能促使卵泡发育成熟，促进卵巢排卵。刘广霞在针刺治疗无排卵型月经不调的研究中发现E_2能调节垂体促性腺激素的释放，正常范围内E_2下降，也可能导致FSH、LH水平超过正常范围，从而抑制卵泡和卵子的生长发育；而针刺任脉、脾经穴位能改善HPOA的功能，促使优势卵泡排出。黄宇丽、陈小云通过调补冲任，针刺关元、血海、三阴交治疗月经后期，取得满意疗效。针刺相应穴位能改善卵巢、子宫功能，促进子宫内膜增生、分泌、脱落，使月经正常来潮。此外，针刺能促使机体释放内源性保护物质5-HT和阿片肽（EOP），达到镇痛目的从而减轻痛经。也研究表明，针刺可通过激活HPOA，释放卵泡成熟促进素（C-fos），促使颗粒细胞（GCS）分泌前列腺素，刺激卵巢毛细血管壁扩张，继而诱发排卵。此外有研究认为，在一定条件下，针刺可以提高中枢EOP水平而促进GnRH分泌，进而可引起排卵。

第二节 艾灸的治疗机制

艾灸产生作用的基础是艾草本身的药物效应，艾草燃烧后的光辐射效应及燃烧生成物。艾草具有温经散寒、调经理血之功，归肝、脾、肾经，月经的产生与肝、脾、肾紧密相关，因而能有效调节月经后期。艾灸具有温通温补效应，一方面艾灸所特有的温热刺激能使身体毛细血管扩张充血，加快局部血流及淋巴液循环，使气血畅行，经络宣通；另一方面艾灸能增强脾胃运化功能，促进水谷精微的生成与吸收，培补先、后天之气，进而调整神经内分泌、促进新陈代谢、提高免疫力。虚寒型月经后期主要是由阳虚内寒，脏腑失于温养，冲任气血亏虚而成，以艾灸温补、温通之，可温阳补虚、散寒暖宫，则气血充、冲任和，血海按时满盈，月经按时来潮。艾草燃烧产生红外辐射，无论远或近辐射都能作用于身体，为代谢活动、免疫调节提供能量，纠正病理状态下身体的各项功能紊乱。临床研究证实，艾灸能有效调节生殖内分泌系统，调整患者的血清激素水平，对月经后期有很好的改善作用。例如艾灸某些特定穴位如三阴交、关元等可以改善患者临床症状，也能调节血清 FSH、LH 和 E_2 水平。因此，艾灸可以通过调节性激素紊乱来治疗月经不调。范培等发现热敏灸联合补肾活血法可提高临床受孕率，可能与促进卵泡发育成熟，改善宫颈黏液性状、降低子宫动脉血流有关。

此外，艾烟在疾病治疗过程中也具有积极作用。现代研究表明，艾烟能改善血液微循环，促进身体新陈代谢。艾烟的特殊芳香气味经人体皮肤、口鼻吸收，类似于芳香疗法，可缓解压力、愉悦心情，有益于调理月经。

第三节 温针灸的治疗机制

温针灸是针刺与艾灸协同发挥作用，临床常用以治疗虚寒、血瘀类疾病，广泛应用于疼痛类疾病，并且在妇科疾病的治疗上取得满意效果。由于温针灸的相关研究以临床疗效观察为主，基础实验研究较少，因而对其作用机制研究尚不透彻，目前普遍认为是针刺作用结合艾灸温热刺激，借助针体导热效应快速将热量传递至穴位的皮下组织深处，达到防病治病的效果。如任变英指出，温针灸是借助艾灸产生的温热刺激，作用于留针穴位，达到温经散寒、补气活血，调补冲任之功，因而能有效治疗月经后期等月经病。

还有研究认为，温针灸特定的穴位能够促进卵泡发育。例如卵泡期由于经血下泻，血海相对空虚，因此此期以滋补肾阴、填精养血为主要治疗原则，使用照海、太溪以促进卵泡发育成熟；排卵期为阴阳相接之际，治疗上应理气活络，和血调经，因势利导，使用肺俞、膈俞二穴促进卵泡排出；黄体期是体内肾阳渐充，阴消阳长之时，使用肾俞、命门、脾俞补火助肾阳，为孕卵着床或下一次月经来潮奠定基础；而行经期为促使经血下泻顺畅，排空血海，则取阴陵泉、地机。

第四节　腹针疗法的治疗机制

　　腹针疗法认为，腹部存在着由神阙为中心的先天经络系统，该系统由胎儿时期脐带供养系统形成，是后天经络系统的母系统，具有调节气血输布的作用。腹针是通过刺激先天经络系统进而调养后天经络系统，从而达到调节脏腑气血、恢复脏腑功能的目的。腹针疗法以中医理论为基础，以脏腑、经络理论和神阙布气假说为指导，以整体观念、辨证施治为核心。腹针疗法突出"治病必求于本"的思想，运用中医理、法、方、穴，通过针刺腹部穴位，最大限度激发神阙调控系统及经络系统的自我调控能力，从而调节脏腑、经络及相关部位，通过恢复功能平衡来治疗全身疾病。腹针疗法主要通过三个方面发挥治疗作用：①通过腹部与五脏六腑的密切联系调节脏腑功能；②通过调节经过腹部的六条经脉来调节全身经络；③通过腹部全息系统调节机体局部功能。用针之道，立法为先，操术次之，尔后机变为法。根据经络辨证、腹部八廓辨证及腹部全息辨证取穴，要求先从诊断入手，再看辨证妥否，尔后操术勿躁，依情再做加减。综上所述，可知腹针主要是通过针刺腹部穴位来调节肾气–天癸–冲任–胞宫轴功能，并调节全身经络脏腑气血，从而在各个方面促使机体内环境（内分泌系统及代谢系统）趋于稳态，从而治疗月经不调。

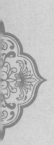

第七章
月经不调的临床治疗方案

第一节　月经先期

一、诊断

1.临床表现

月经提前来潮，周期不足21天，且连续3个周期及以上者。经期其他情况基本正常，可伴有月经过多。

2.妇科检查

一般无明显盆腔器质性病变，经B超检查排除其他问题。

3.辅助检查

（1）基础体温（BBT）监测呈双相型，但黄体期少于11天，或排卵后体温上升缓慢，上升幅度<0.3℃。

（2）月经来潮12小时内行诊断性刮宫，子宫内膜分泌反应不良。

二、针刺疗法

1.治则

益气固冲，清热调经。以任脉穴及足太阴经穴为主。

2.主穴

子宫、关元、三阴交、交信。

3.配穴

（1）脾气虚加脾俞、足三里；肾气虚加肾俞、气海。

（2）阳盛血热加太冲、曲池；阴虚血热加三阴交、阴谷；肝郁血热加行间、地机。

4.操作

（1）毫针刺：常规操作。于月经来潮前5~7日开始治疗，行经期间不停针，至经净为1个疗程。若患者行经时间不定时，可于经净之日起治疗，隔日1次，直至月经来潮。连续治疗3~5个月经周期。

（2）毫针刺结合电针及灸法、三棱针法：在毫针刺基础上，子宫、关元，或关元、三阴交分别接电针，选用疏波或疏、密波交替，刺激20~30min；气虚不摄者，腹、背部可加灸法，选用温针灸或隔姜灸法；血热内扰者，行间可点刺出血。

5.方义

子宫、关元邻近胞宫，发挥连治作用，理冲任、通调胞宫气血；子宫穴善治妇科疾患；关元为任脉与足三阴之交会穴，补益肾元，通行气血，调理冲任。三阴交通于足三阴经，可健脾、疏肝、益肾，为妇科理血调经要穴；交信为肾经穴，善于调经，使经有定期。

三、其他疗法

灸法

选用中极、地机、隐白、独阴等穴。中极行隔姜灸，地机用艾条温和灸或温针灸，隐白、独阴用麦粒灸。

四、案例

李某，女，28岁，初诊日期：1983年9月8日。月经先期，一月两至，行经时经量多，色紫红，有血块，小腹作胀，时有疼痛。经行有时7天始净，有时2天即止。经前每有胸闷烦躁、乳房胀痛，口干而苦，寐差，大便干结，小便黄赤；舌质红，苔薄黄，脉弦数。辨为肝郁化火，热陷胞宫，血热妄行，夹有瘀滞。治宜疏肝解郁，清热化瘀。针取关元、三阴交、太冲、太溪。太冲、三阴交用泻法，太溪、关元用平补平泻。每逢月经来潮前5天针刺，每日1次。经过2个月经周期的治疗，月经可按期来潮，诸症悉平。

（《常见病症的针灸辨证施治》徐恒泽等）

五、按语

本病若治疗得当，则预后较好。若伴经量过多、经期延长，进一步可发展为崩漏，使病情反复难愈，故应积极治疗。

第二节　月经后期

一、诊断

1.临床表现

月经延后7天以上，甚至3~5个月一行，可伴有经量和经期的异常，连续3个周期及以上者。经期其他情况基本正常，可伴有月经过多。

2.妇科检查

子宫大小正常或略小。

3.辅助检查

（1）尿妊娠试验阴性。

（2）子宫及卵巢B超检查显示未孕。

（3）BBT低温相超过21天。

（4）妇科内分泌激素测定提示卵泡发育不良或有高泌乳素、高雄激素、FSH/LH比值异常等。

二、针刺疗法

1.治则

调理冲任，疏通胞脉。以任脉穴及足太阴经穴为主。

2.主穴

子宫、关元、三阴交、交信、归来。

3.配穴

（1）肾虚加命门、水泉。

（2）血虚加足三里、脾俞、膈俞。

（3）阳虚血寒加命门、中极。

（4）寒邪凝滞加天枢、神阙。

（5）气滞加蠡沟、太冲。

（6）痰湿阻滞加丰隆、阴陵泉。

4.操作

（1）毫针刺：一般于月经来潮前5~7日开始治疗，行经期间不停针，至月经结束为1疗程。

（2）毫针刺结合电针及灸法、三棱针法：子宫穴寒证宜灸，瘀滞多针。子宫、关元，或关元、三阴交可分别接一组电针，疏波或疏、密波交替，刺激时间为20~30min。

5.方义

子宫、关元为局部取穴，重在疏通局部经气，调节气血；关元补益肾气以治本，三阴交为足三阴经交会穴，可疏调足三阴经经气，以健脾、疏肝、益肾，通经行血；交信可使经有定期；归来为胃经穴，该穴为腹气下降之根，能使不归之气返回本位，故用之经迟可调。

三、其他疗法

1.耳针

选用卵巢、内分泌、子宫、内生殖器、缘中、皮质下、交感、肾、肝、脾等穴，可使用毫针、电针、压丸法，每次取3~5穴为宜。

2.穴位埋线

肾虚及痰湿阻滞取下脘、天枢、水道、大横、太溪、子宫、关元、气海、气穴；虚寒取气海、子宫、命门、太溪。

四、案例

秦某，女，32岁。月经后期，量少7年余。14岁初潮，起初月经尚属正常。7年前冬天，在一次行经期间骑车不慎跌进池塘，此后月经渐至后期。婚后5年未孕。经前畏寒喜暖，偶有腹痛，月经量少，色黑，有血块；舌淡，苔薄白。乃寒凝胞宫、行血不畅，治拟温散寒邪，通畅胞脉。取穴：关元、三阴交、血海、归来。关元穴单用灸法，其余穴位针灸并施，针用泻法，每日1次。前后共治疗3个月经周期，后周期正常如前，经量如常，继之怀孕。

（《常见病症的针灸辨证施治》徐恒泽等）

五、按语

本病常与经少兼见，若治疗及时得当，则预后较好，否则可发展为闭经。育龄期女性，若经迟量少，常可导致不孕。

第三节　月经先后无定期

一、诊断

1.临床表现

月经不按时来潮，时早时迟，且均超过7天以上，并连续3个周期及以上者。

2.妇科检查

子宫大小正常或略小。

3.辅助检查

生殖激素测定常可表现为黄体功能不全或催乳素升高。

二、针刺疗法

1.治则

疏肝补肾，调和冲任。以任脉穴及足太阴经穴为主。

2.主穴

子宫、关元、交信、三阴交。

3.配穴

（1）肝郁加期门、太冲。

（2）肾虚加肾俞、太溪。

4.操作

（1）毫针刺：可于经净之日起治疗，隔日1次，直到月经来潮，行经期间不停针，至经停为1个疗程，连续治疗3~5个月经周期。

（2）毫针刺结合电针：在毫针刺基础上，子宫、关元，或关元、三阴交分别接电针，使用疏波或疏、密波交替，刺激20~30min。

5.方义

子宫穴为经外奇穴，可疏调胞宫气血，关元为任脉与足三阴之交会穴，三阴交为足三阴之交会穴，三穴配伍能调冲任，理胞宫，行气血；交信为肾经穴，乃调节经期之效穴。

三、其他疗法

穴位埋线

主穴为归来透横骨、天枢透外陵、关元透中极、肝俞透脾俞、肾俞透大肠俞；肝郁者加太冲、期门，肾虚者加太溪。

四、案例

李某，女，20岁。15岁月经初潮，至今经期不准，时而一月经行两次，时而两月行经一次。月经期间头晕乏力，腰酸腹痛，行经1~2天干净，色暗，量少。经妇科检查，诊断为子宫发育不良。证属先天不足，肾精虚亏，治以培补先天肾气。治疗：取肾俞、气海、关元、合谷、三阴交，予中等强度刺激，隔日治疗1次，10次为1个疗程。共治疗3个疗程，现月经周期约为28~30天，经期2~3天，其余症状消失。

（《针术临床实践》陈积祥）

五、按语

本病治疗得当，再加调护，预后较好。如失治或伴经少，则可形成闭经。若伴经量多，经长，则可发展为崩漏，病情日久则成不孕症，或孕后易发生胎漏、胎动不安、流产等，故应及时治疗。

第四节　月经过多

一、诊断

1.临床表现

患者月经量较平时明显增多，超过80ml，月经周期、经期及其他情况一般正常，可伴见经早、经迟、经长。

2.妇科检查

需结合其他辅助检查以排除盆腔器官的器质性病变。

3.辅助检查

（1）卵巢功能检查及子宫内膜活检有助于诊断。

（2）B超检查了解子宫附件情况。

（3）宫腔镜检查排除子宫内膜息肉、子宫肌瘤等器质性病变。

（4）血液学检查有助于排除血小板减少症、再生障碍性贫血等血液疾病。

二、治疗

1.治则

固冲调经，调理气血。以任脉穴及足太阴经穴为主。

2.主穴

子宫、气海、血海、三阴交。

3.配穴

（1）气虚不摄加百会、肾俞、足三里。

（2）血热加然谷、太溪。

（3）血瘀加血海、地机。

4.操作

（1）毫针刺：于经前5~7日开始治疗，常规针刺。可根据月经周期不同，经前期予泻法，经间期予平补平泻法，经后期予补法。

（2）毫针刺结合灸法：在毫针治疗基础上，气虚不摄者，子宫、百会、气海、肾俞、足三里、三阴交等穴可加灸法。

5.方义

子宫、气海邻近胞宫，理冲任、通调胞宫气血；经量多者需调血兼调气，气海主气，血海主血，两穴配合既可调理冲任，又可气血双调；三阴交调理足三阴经，可调和经血。

三、其他疗法

穴位埋线

选用肝俞、血海、中极等穴。气滞血瘀者加太冲、膈俞；气虚甚者加气穴或足三里；血热者加曲池或太溪。或选用地机、曲骨、次髎、归来为主穴，气虚者加足三里、气海；血热者加水泉、行间；血瘀者加膈俞、血海。

四、案例

王某，女，29岁。1969年8月7日来院就诊。自诉月经量过多，持续半月有余。10年前一次月经来潮之际，因劳累过度，行经半月不止，量多，质如流水，色淡红，伴头晕，心悸气短，精神困倦，食少，身出虚汗。经多方治疗效不明显。刻下：面色苍白，形体困倦，舌淡，脉细弱。诊为月经过多。辨证：心脾两虚，劳伤脾气，中气不足，气不摄血，冲任不固。治则：益气统血，养血安神。取穴：三阴交、中极、太冲、血海、足三里。在月经来潮前5日以补法施针刺之，每日1次，每次留针60min，每5min行针得气1次。经连续治疗5次后，经量减少大半，头晕、心悸、气短、身出虚汗等症均见好转。依照上方、上法，又连续治疗5次后，流血已止，汗出自愈，精神转佳，食欲增加，头晕、心悸、气短均有好转。治疗结束后，仍在下次月经来潮前5日，以点穴法治之，每次每穴施术5min。连续治疗10次后，诸症消失，月经周期29天，经期4天，色鲜红，无血块。停止治疗告痊愈。

（《常见病症的针灸辨证施治》徐恒泽等）

五、按语

本病常因失血过多引起气血两虚，严重影响身体健康；若病程过长，则可发展为崩漏，使病情反复难愈，故临证应针对病因，积极治疗。

第五节　月经过少

一、诊断

1.病史

可有失血史、长期口服避孕药史、反复流产或刮宫史等。

2.临床表现

患者经量明显减少，甚或点滴即净，月经周期基本正常，可伴月经后期。

3.妇科检查

盆腔器官基本正常或子宫体偏小。

4.辅助检查

（1）妇科内分泌激素检查对本病与高泌乳素血症、高雄激素血症、卵巢功能衰退等鉴别诊断有参考意义。

（2）B超检查、宫腔镜检查可了解子宫大小、内膜厚度、形态有无异常。

（3）宫腔镜检查对子宫内膜结核、子宫内膜炎或宫腔粘连有较高诊断价值。

二、治疗

1.治则

补肾养血，活血调经。以任脉穴及足太阴经穴为主。

2.主穴

子宫、气海、血海、三阴交、归来。

3.配穴

（1）肾虚加命门、神阙。

（2）血虚加中极、关元。

（3）血瘀加次髎、太冲。

（4）痰湿加曲骨、丰隆。

4.操作

（1）毫针刺：常规操作。在经前5~7日开始针刺，行经时不停针。

（2）毫针刺结合灸法：在毫针治疗的基础上，气虚不摄者，子宫、百会、气海、肾俞、足三里、三阴交加灸法。

5.方义

子宫穴为局部取穴，可调理胞宫气血，气海主气，血海主血，两穴相合，可调理冲任，气血双调；三阴交为足三阴经交会穴，可调理脏腑气血，使经量正常；归来为胃经穴，使经血有源。

三、其他疗法

1.穴位埋线

选用次髎、气海、子宫、关元、天枢等穴。血虚加膈俞；血寒加关元俞；肾虚加肾俞；血瘀气滞加气海俞；痰湿阻滞加脾俞。

2.拔罐

腰骶闪罐。每周治疗3次，1个月为1疗程，治疗3~6个疗程。

四、案例

陈某，女，19岁。1963年8月25日就诊。自诉月经每20天左右来潮，量少色红。伴头昏，烦躁，口干口渴，手足心热，食欲欠佳。脉细数，舌红，苔薄。证属肾精亏损，阴虚内热，治以滋阴清热。处方：肾俞，针5分，补法；肝俞，针3分，泻法；脾俞，针3分，先补后泻；血海，针5分，三阴交，针5分，均泻法；太溪，针3分，补法；地机，针5分，先补后泻。留针10min。复诊：针后诸症均有明显减轻。处方：合谷，针5分，泻法；三阴交，针5分，补法；肾俞、太溪，各针3分，补法；肝俞，针3分，地机，针5分，均泻法，留针15min。针灸治疗两次后，月经已正常。

（《太乙神针灸临证录》刘洁生）

五、按语

月经过少若伴有月经后期，往往为闭经先兆，可发展为不孕症，尤其要警惕卵巢早衰，临证应予以重视，及早诊治。

第六节　经期延长

一、诊断

1.临床表现
患者月经周期基本正常而经期超过7天，甚或半月方净，或伴有经量增多。

2.妇科检查
一般无明显器质性病变。注意排除因宫颈糜烂、子宫内膜息肉、宫颈癌等引起的经期延长。

3.辅助检查
结合BBT监测、B超、妇科内分泌激素、子宫内膜病理检查、宫腔镜、诊断性刮宫等检查有助于鉴别及诊断。

二、治疗

1.治则
调经止血，缩短经期。

2.主穴

子宫、气海、足三里、三阴交、隐白、断红。

（1）气虚加脾俞、关元。

（2）虚热加曲池、太溪。

（3）湿热加阴陵泉、行间。

（4）血瘀加血海、内关。

3.操作

（1）毫针刺：于经前5~7日开始治疗，常规针刺，行经期间不停针。断红穴位于手掌背第2、3掌骨间赤白肉际处，沿掌骨从指间刺向掌根处，平刺，不可灸。

（2）毫针刺结合电针、灸法及三棱针法：子宫、气海可接电针，选用疏波，刺激20~30min；气虚者，子宫、气海、关元、脾俞、足三里、三阴交、隐白可加灸法，无热象者可只灸隐白；三棱针点刺出血：虚热者取曲池，湿热者取行间。

4.方义

子宫、气海邻近胞宫，理冲任、通调胞宫气血；足三里、气海可益气摄血；三阴交通调足三阴经气，健脾疏肝益肾，活血止血；断红为经外奇穴，为子宫异常出血的止血经验效穴；隐白主治脾不统血，可统气血，升提中气，固经止血。

三、其他疗法

灸法

选用中极、地机、隐白等穴。中极行隔姜灸，地机用温针灸或艾条温和灸，隐白用麦粒灸。

四、案例

王某，女，22岁。初诊日期：1978年8月14日。经期延长，月经过多已6年。每次行经8~12天，甚至一月两行；经量或多如注，或淋漓不尽。因长期出血，血虚较重。以往治疗，病情仅能一时控制。就诊时，月经已来潮10天未止，量多，色淡红，质稀。面色萎黄，唇甲无华，头晕，心悸，易汗，食纳不振，下肢微浮肿，大便溏薄，苔薄白，脉细弱。证属脾气虚弱，冲任不固。治拟健脾补血，固摄冲任。取穴关元、脾俞、足三里、三阴交、隐白。隐白穴单用灸法，其他穴位针后加灸，均用补法，每日2次。共治疗6次出血停止。下次月经来潮，经行5天。其后月经周期、行经时间及经量均趋于正常，自觉其他症状亦随之改善。

（《常见病症的针灸辨证施治》徐恒泽等）

五、按语

本病若治疗得当，预后尚好。经期过长不但影响日常生活，甚则影响妊娠。若合并月经过多，则有发展为崩漏的趋势，当积极防治。

第七节　经间期出血

一、诊断

1.临床表现

患者于两次月经中间出现周期性的少量阴道出血，常出现在周期的第12~16天，出血一般持续1~7天。可伴腰酸，少腹单侧或双侧胀痛，乳胀，白带增多，或赤白带下等症状。

2.妇科检查

宫颈黏液呈透明拉丝状，夹有血丝。宫颈无赘生物或重度炎症，无接触性出血。

3.辅助检查

常于BBT低、高温相交替时出血；B超排卵监测可见成熟卵泡或接近成熟的优质卵泡；月经中期血清雌、孕激素水平偏低；诊断性刮宫示子宫内膜呈早期分泌期改变，可能有部分晚期增生。

二、治疗

1.治则

调理冲任，滋阴养血。

2.治法

子宫、关元、三阴交、隐白、断红。

（1）肾阴虚加肾俞、太溪。

（2）湿热加中极、阴陵泉。

（3）血瘀加血海、太冲。

3.操作

（1）毫针刺：关元穴针尖向下斜刺，使针感传至耻骨联合上下为佳；余穴常规针刺，血止后隐白穴可改为灸法。

（2）毫针刺结合电针：在毫针治疗基础上，子宫、关元等穴可加电针，选用疏波，每次20~30min。

4.方义

子宫穴为经外奇穴，可调理胞宫气血而止非时之血；关元穴为任脉经穴，与足三阴经交会，可益肾固本，调理冲任；断红穴可止下焦之血以治标；隐白穴为足太阴经井穴，可健脾统血，效类断红，合则标本同治，固摄经血。

三、其他疗法

1.腹针

取穴：引气归原组穴（中脘M、下脘M、气海M、关元M）、中极D、气旁D、气穴D、卵巢穴D。M代表进针中刺至人部，D代表进针深刺至地部。每次留针60min，每天治疗1次，连续7天为1个疗程。

2.耳穴

选取子宫、卵巢、肝、肾、脾以及内分泌等穴。每次选用一侧耳穴，两耳交替使用，每3天贴压1次。腹针及耳穴贴压均于患者月经来潮前7~10天及月经周期第12天进行治疗，每个月经周期治疗2个疗程，连续治疗3个月经周期。

四、案例

魏某，女，20岁。1983年9月22日初诊。自诉经间期出血3个月。出血量少，质稠黏腻。伴头重如裹，四肢困重，胸脘烦闷，小便短赤，舌质红，苔黄腻，脉滑数。诊断：经间期出血，证属湿热。主穴：中极、次髎、三阴交。湿热证，以上诸穴行泻法，兼泻三焦俞、阴陵泉，补脾俞，诸穴持续行针数分钟后出针。治疗4次后出血停止，10余次后余症消失，此后经间期出血未再发生。

（《五百病症针灸辨证论治验方》张文进等）

五、按语

根据夏桂成的"阴阳理论"，经间期有两大特征：一是重阴必阳，细缊欲下；二是动静升降有度、藏泻有时。经间期排卵的先决条件，在于阴分的累积程度。排卵必须重阴，即阴长到极限，才能在剧烈的气血活动下排出卵子。故经间期出血需将滋阴养血放在第一位，重点不在止血，而在保障阴阳转化顺利进行。

若阴不充沛不得转阳，则出血可延续至经前期。若病情失治或出血反复，可引起月经淋漓不尽，月经周期紊乱，甚或发展为崩漏、不孕症等。

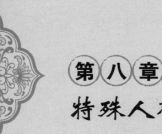

第八章
特殊人群月经不调的防治

　　随着社会的发展，生活节奏日益加快，女性承受的压力也越来越大，月经不调的发病率有所增高。中医在治疗月经不调方面具有独特的优势，在"治未病"思想的指导下，针对月经不调的致病因素，进行早期干预。通过调摄饮食、情志、劳逸等各种方法，改善易患病人群的体质，使人体达到阴阳调和、气血通畅的平和状态，即可预防和控制月经不调的发生及发展。

第一节　青春期女性

　　青春期的一般范围是10~23岁，在此阶段，生殖、内分泌系统逐渐发育至成熟，而月经来潮是女性进入青春期的重要标志之一。由于女性在青春期时下丘脑–垂体–卵巢轴还处在发育和建全中，是一个动态变化的过程，月经初潮后出现短暂的月经紊乱属于生理现象。但正因为如此，青春期真正的月经不调常常被当作生理情况而被忽视。而青春期月经不调若长期失治误治，可逐渐引起崩漏、贫血、闭经等严重问题，极大的影响青春期女生的身心健康和学习。此外，女性在青春期的月经情况还将直接影响其成年后的月经情况，青春期月经不调若不能及时治疗，远期会导致不孕、子宫内膜病变等。因此，为预防青春期月经不调，青春期少女积极进行预防保健很有必要，即通过调整饮食习惯、合理运动等方式将体重指数控制在健康范围内。同时要引导青春期女生学会调节情绪，排解精神压力，加强青春期女生的心理健康教育。此外，避免湿寒外邪、保持规律睡眠、戒烟忌酒等生活因素也非常重要，这有利于预防和改善女生的月经不调，同时对提高女生的学习和生活质量，具有较大帮助。路平等通过对65例青春期月经不调患者，通过科学饮食、合理运动、辅助药物等方法治疗6个月后，76.9%患者月经恢复正常，与治疗前相比差异有统计学意义。

第二节　育龄期女性

有研究显示，饮食不规律、偏食挑食、很少吃禽蛋类等饮食行为，以及超重或肥胖会增加育龄期女性月经不调的风险。这是由于月经周期受雌激素调节，而饮食不规律、节食、蛋白质摄入不足等因素会导致机体营养摄入不足，大量脂肪和蛋白质被耗用，导致雌激素合成障碍而缺乏，造成月经不调。也有研究发现，长期的精神压抑、不良情绪或遭受重大精神刺激和心理创伤会导致女性月经失调，此外生物或化学污染物对女性的月经也产生一定的消极影响。因此，对于育龄期女性，防止和改善月经不调可从平衡和规律饮食、保持正常BMI、减少接触污染物等方面入手，同时社会和家庭也应给育龄女性更多的心理和情感支持，缓解其家庭压力。

此外，《万氏女科》中有言："女子无子，多因经候不调……此调经为女子种子紧要也。"因此对于育龄女子而言，月经不调病久不愈，会耗损肾中精气，导致冲任空虚，天癸乏源，致使不能摄精成孕，发为不孕症。所以对于此病患者，除了日常生活习惯的改善及情志的调和，还应尽早予以补阴阳之剂起到阴中求阳、益火之源、补益肾精的作用，方能摄精成孕。

第三节　中老年女性

围绝经期综合征是指妇女在绝经前后出现的由于性激素波动所致的一系列躯体及精神心理症状，是中老年妇女常见病症之一。随着世界人口老龄化进程的加快，围绝经期综合征引起了全世界的关注。临床主要以激素替代疗法为主，但由于存在潜在危险、不良反应，并且具有多种禁忌证，降低了患者的依从性和耐受性，因此中医防治本病成为重要一环。中医防治本病需多方面结合：应保持心情调和愉悦；饮食应避免肥甘厚味之品；避免寒冷，于寒温适宜处居住；不同体质者需提前进行不同的中药调理，如脾肾亏虚者，应尽早投补脾益肾之品，如补中益气汤；气郁质者，应早用逍遥丸。如若能做到以上几点，虽不能完全避免此病，但是对于扼制此病的发展有很重要的意义。

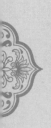

第九章
月经不调的管理与护理

研究表明，月经不调与女性情志、生活习惯、工作压力及环境等因素有关。所以日常生活中，可以由以下几个方面加以预防及护理。

1.膳食

女性过胖过瘦均会增加月经不调的发生概率。平时应注重膳食的营养搭配，勿过食辛辣刺激之物，勿嗜食肥甘厚腻或过度节食，长期熬夜、吸烟、酗酒亦应避免。

2.注重保暖

女性由于经期生理特点，特别是经期血室正开，风寒邪气容易侵袭身体，也可从阴户上行，寒凝血瘀，影响冲任二脉，因此患上月经病。

3.劳逸结合

缺乏锻炼、好逸恶劳，易使气血不畅，就是我们所说的"久卧伤气"；过度劳累易消耗气血，使气虚不能摄血，容易出现月经不调。

4.加强锻炼

孙思邈曰："身体常使小劳，则百达和畅，气血长养，精神内生，经络运动，外邪难袭。"有规律的锻炼能增强人体免疫力，让身体的正气充沛，对月经病有预防和减少的作用。加强自身体质的锻炼办法有很多，比如散步、做有氧运动等。

5.养性

孙思邈曰："善养性者，治未病之病。"气郁体质者气机不宣，任冲二脉阻滞，除表现为月经后期外，还可表现为月经过少，乳房或小腹胀痛，精神抑郁，宜保持心情舒畅、心境豁达，勿忧郁、禁暴怒，使气机舒畅、张弛有度。阳虚质者应"避寒就温"，适当增减衣被，注意培补阳气。阴虚质者宜节制色欲，珍养精气，起居有常，不妄作劳。

崩漏、闭经、痛经

月经病是以月经周期、经期、经量异常为主要症状，或伴随月经前后、或绝经前后出现明显症状为特征的一类疾病。月经病是妇科常见病、多发病，除上述月经不调的病症（经早、经迟、经乱、经多、经少、经长、经间期出血）外，还有崩漏、闭经、痛经、绝经前后诸证及月经前后诸证等五种常见的病症，现将崩漏、闭经、痛经三大病症附录于此，以供临床参考。

一、崩漏

崩漏以月经周期、经期、经量严重紊乱为特点，多因热、虚、瘀，致冲任受损，固摄失司，使经血非时妄行。以非行经期突发经血暴下不止或淋漓不尽为主要症状，前者势急量大为"崩中"，后者势缓量少为"漏下"，二者临床常相互转化，故概称为"崩漏"。多见于青春期、产后及围绝经期。严重可致贫血、休克。

西医学的无排卵性异常子宫出血，即卵巢内分泌功能失调引起的异常子宫出血，无全身及内外生殖器官的器质性病变者可参照本节治疗。此外，妊娠、生殖器炎症或肿瘤，损伤如宫内节育环，外源性激素及内科出血性疾病等均可导致本病，需明确病因后因病施治。

（一）诊断

1.临床表现

月经周期紊乱，突发经血非时妄行，出血时间可长可短，持续数日至数十日不等，出血量多暴下如注或量少淋漓，数月不止。患者既往多有月经不调病史，如经早、经乱、经迟、经长、经多等。崩漏失治可继发贫血甚至发生失血性休克。

2.妇科检查

常为子宫腔内出血。需排除生殖器官的器质性病变，尤其排除妊娠因素等。

3.辅助检查

（1）B超检查：排除妊娠、生殖器肿瘤或赘生物卡顿等。

（2）实验室检查：凝血四项、血常规等可帮助判定贫血程度并排除血液系统疾病。

（3）卵巢功能及激素测定：基础体温单相，即无排卵；血清雌、孕激素和垂体激素测定等可判断卵巢功能。

（4）诊断性刮宫：既可止血，又可明确诊断。有性生活史者可于6小时内或出血前数天诊刮；无性生活史者若需急救，应告知签字后方可诊刮。刮取子宫内膜送病理检查，以明确有无排卵及排除子宫内膜恶性病变。

（二）辨证分型

1.血热

经血非时暴下，或淋漓与量多间作，色深红或鲜红，质稠，或夹有血块；烦热口渴喜饮，或大便干结，小便黄；舌红苔黄，脉滑数。

2.湿热

经血非时而下，出血量多，色紫红，质黏腻；带下量多，色黄臭秽，阴痒；舌红苔黄腻，脉濡数。

3.肝郁

经血非时淋漓不尽，量或多或少，血色暗红或正常，或夹血块；烦躁易怒，时欲叹息，胸胁、乳房或少腹胀痛；舌苔薄白或黄，脉弦。

4.血瘀

经血非时而下，时漏时止，色紫红而黑，有血块；小腹疼痛拒按，块下痛减；舌紫暗或有瘀点，脉沉涩或细弦。

5.脾虚

经血非时崩中暴下，继而淋漓量少，色淡，质薄；面色萎黄，神疲，气短纳呆，便溏；舌淡胖，苔白，脉弱或沉细。

6.肾虚

（1）肾阳虚：经血非时而下，量多，日久不止，色淡质清；少腹冷痛，喜温喜按，畏寒肢冷，面色晦暗，大便溏薄，小便清长；舌淡苔白，脉沉细多迟。

（2）肾阴虚：经血非时淋漓而下，量少，色鲜红，质稠；头晕耳鸣，心烦不寐，腰膝酸软；舌红苔少，脉细数。

（三）针刺疗法

1.治则

调理冲任，固崩止漏。以任脉及足太阴经穴为主。

2.主穴

子宫、关元、三阴交、隐白、断红。

3.配穴

（1）血热加血海、行间。

（2）湿热加曲骨、行间。

（3）肝郁加期门、太冲。

（4）血瘀加膈俞、次髎、太冲。

（5）脾虚加气海、足三里。

（6）肾阳虚加肾俞、命门，肾阴虚加肾俞、太溪。

4.操作

（1）毫针刺：膀胱排空后，取关元穴，针尖向下斜刺，以针感传至耻骨联合处为佳。急症可即刻针隐白、断红两穴。断红取1~1.5寸针，患者微握拳，吸气进针，以针感向肘部放射为佳，留针10~20min。血止后隐白改灸法。余穴常规操作。

（2）毫针刺结合电针、灸法及三棱针法：在毫针治疗基础上，子宫、关元加电针，疏波治疗20min。无热象者，后期隐白可只灸，也可用温针灸；脾虚、肾阳虚者腹背可加灸法。血热、血瘀者可三棱针点刺上述穴位。

5.方义

子宫穴邻近胞宫，可通调胞宫气血，固崩止漏；关元为任脉与足三阴交会穴，可调理冲任，固摄经血；三阴交乃足三阴交会穴，善调足三阴之经气，可健脾调肝固肾，理气调血；隐白为脾经井穴，可健脾统血；断红为治崩漏效穴、经外奇穴。

（四）其他疗法

1.中药

可选取炙黄芪、升麻、熟地黄、仙鹤草、茜草、血余炭、地榆炭、艾叶炭等益气、升阳、凉血止血之物，辨证配伍加减。

2. 艾灸

取双侧隐白穴，将艾条做成米粒大小的圆锥形艾炷6炷，分别置于两足隐白穴，点燃，待快燃尽时用拇指按压艾炷使其熄灭。每日灸3~4次，待出血停止后可再继续灸1~2天。

3. 耳穴贴敷

取子宫、卵巢、内分泌、脾、膈和肾等穴。肝郁配肝、神门；心脾两虚配心、胃、神门；脾虚配疲劳穴、胃；肝肾阴虚配肝、神门、皮质下。耳廓皮肤消毒后，将王不留行籽贴压在所选穴位上，每次用一侧耳穴，5~7天后更换1次，两耳交替使用。嘱病人每日自行按压耳穴3~5次，每次3~5min。视病人体质强弱，采用直压强刺激或弱刺激等不同方法，10~14天为1疗程。

（五）文献摘录

妇人漏下，若血闭不通，逆气胀，血海主之。（《针灸甲乙经》）

穴大敦治崩中。穴合阳治崩中漏下。穴中都治女子漏血不止。穴交信、阴谷、太冲、三阴交治崩中漏下涌。（《普济方·针灸门》）

女人漏下不止：太冲、三阴交。妇女血崩不止：丹田、中极、肾俞、子宫。（《针灸大成》）

血崩不止：膈俞、肝俞、肾俞、命门、气海、中极、间使、血海、复溜、行间、阴谷、通里。（《神灸经纶》卷四《妇人诸病灸治》）

（六）案例

张某，女，38岁。1961年11月12日诊。患异常子宫出血已有半月。由于出血过多出现休克，由太仓市人民医院妇产科注射麦角、仙鹤草素等药物行止血治疗，但效果不佳，出血依然不止。刻下：患者肢冷昏厥，面色苍白，脉象微弱，不能任按，出血不止，濒于气血虚竭，元阳暴脱。治当回阳固脱、补气止血。即取回阳固脱止崩方加减治之。急针隐白（斜刺分深，用温针灸）、足三里，用大艾炷灸关元、气海，并用艾条灸百会。经治10min后，出血即止；20min后四肢温，脉起，神志渐清。继投参附汤，送服十灰散，共服5剂而愈。

（《中国针灸处方学》肖少卿）

（七）按语

崩漏的治疗原则为"塞流""澄源""复旧"，塞流易而复旧难，但若治疗得当，善后调治，则预后较好。针灸对本病具有一定疗效，但急危重症应采取综合治疗。绝经期若反复多次出血，需排除肿瘤因素。

二、闭经

闭经以持续性月经停闭为特点，多因血枯和血滞。精血匮乏，胞宫空虚，无血可下，或邪气阻隔，胞脉瘀滞，经不得下。闭经需明确原发性和继发性：原发性闭经即女子年逾16岁尚未月经来潮；继发性闭经即月经来潮后中断6个月以上，患者多见于肥胖或消瘦，病久可致不孕。

西医学的病理性闭经可参照本病治疗。又可根据发病原因分为子宫性、卵巢性、垂体性和下丘脑性闭经，及其他内分泌功能异常性闭经，如多囊卵巢综合征、闭经泌乳综合征等。临床需明确闭经原因，确定病变部位后再予治疗。

（一）诊断

1.临床表现

多有初潮迟至和月经后期病史；过劳、情绪刺激、过度减肥、环境改变、疾病（甲亢、甲减、妇科遗传病等）、药物（避孕药、镇静剂、抗抑郁药物、激素类药物等）、妇科手术史及放化疗等皆可导致本病。症状见原发性及继发性闭经定义。需尤其注意营养及发育状况（肥胖或消瘦），有无周期性小腹疼痛（行宫颈探查排除宫颈口闭阻），有无不孕、痤疮、多毛、失眠、脱发等症状。

2.妇科检查

了解患者内外生殖器官发育情况，确定有无缺失、肿块、畸形或萎缩。原发性闭经患者需尤其注意有无两性畸形、处女膜闭锁及阴道病变等；继发性闭经患者需排除生殖系统占位性病变或萎缩，如下丘脑、垂体病变或卵巢早衰导致的子宫过早萎缩等。

3.辅助检查

（1）血清泌乳素、甲状腺功能、肾上腺功能检查：可帮助诊断下丘脑–垂体–卵巢轴功能失调性闭经。

（2）基础体温：可诊断卵巢性闭经。

（3）B超：检查子宫、卵巢大小及卵泡发育、内膜厚度等情况；MRI：排除脑垂体瘤。

（4）必要时结合诊刮术、宫腔镜、腹腔镜等，均可协助判断病因。

（二）辨证分型

1.血枯经闭

（1）肝肾不足：初潮迟至，或经水迟至，量少，渐至经闭；头晕耳鸣，腰膝酸软，五心烦热，口干咽燥，潮热盗汗，失眠少寐；舌红苔少或无，脉细数。

（2）气血亏虚：月经停闭数月；头晕目眩，面色无华，神疲气短，食少纳呆，大便溏薄；舌淡苔薄白，脉细弱无力。

2.血滞经闭

（1）气滞血瘀：月经停闭数月；小腹胀痛拒按，胸胁胀满，情志抑郁，烦躁易怒，嗳气叹息；舌紫暗或有瘀斑，脉沉弦或弦涩。

（2）寒凝血瘀：月经停闭数月；小腹冷痛拒按，得温痛缓，形寒肢冷，面色青白；舌紫暗苔白，脉沉紧。

（3）痰湿阻滞：月经停闭数月；带下量多，色白质稠，形体肥胖，胸胁满闷，神疲肢倦，头晕目眩；舌淡胖，苔白腻，脉滑。

（三）治疗

1.治则

调理冲任，通经活血。以任脉及足太阴、足阳明经穴为主。

2.主穴

子宫、关元、归来、肾俞、气冲、三阴交。

3.配穴

（1）血枯经闭：肝肾不足加肝俞、太溪；气血亏虚加脾俞、足三里。

（2）血滞经闭：气滞血瘀加膈俞、太冲；寒凝血瘀加神阙、中极；痰湿阻滞加中脘、丰隆。下丘脑、垂体性闭经加百会、风府、风池、颈夹脊；子宫及卵巢性闭经加局部阿是穴（例如子宫穴外0.5~1寸）。

4.操作

（1）毫针刺：常规操作。

（2）毫针刺结合电针、灸法及刺络拔罐法：在毫针治疗基础上，子宫、归来可加电针，使用疏波或疏、密交替治疗20min；虚证、寒证腹背可加灸法；血瘀者可于血海点刺出血并拔罐。

5.方义

子宫、关元、归来为局部取穴，可以通胞脉、调气血；关元是任脉与足三阴之交会穴，可调冲任，补肾元，调畅经血；肾俞善补益肾气，气足则精血充，又可温化寒凝，调经活血；三阴交是足三阴经之交会穴，气冲乃冲脉与足阳明之交会穴，与关元三穴相合，共奏调理冲任、行胞宫气血之功。

（四）其他疗法

1.穴位埋线

取中极、关元、次髎、十七椎、归来、肾俞、血海、三阴交、太冲等穴。冲、任、督三脉不足，气血亏虚，脉络失养，配神门、肝俞、志室；邪扰冲任，气血瘀阻，脉络失宣，配中脘、脾俞。用医用可吸收缝合线线体对折旋转埋线法，或者胶原蛋白线注线法。每2周治疗1次，3次为1个疗程。

2.耳针

选用内分泌、子宫、肾、肝、内生殖器等穴。可用毫针刺入0.2~0.3寸，间歇行针2~3次，留针10~15min，每周2~3次，10次为1个疗程；也可用王不留行籽贴压耳穴，每天按压3~5次。

（五）文献摘录

月水不来而多闭，心下痛，目眈眈不可远视，水泉主之。（《针灸甲乙经》）

治月脉断绝，穴关元……治月闭溺赤，脊强互引反折，汗不出，穴腰俞。（《普济方·针灸门》）

〔第一百四〕月水断绝：中极、肾俞、合谷、三阴交。（《针灸大成》）

女子月事不来，面黄干呕，妊娠不成：曲池、支沟、三里、三阴交。（《神应经》）

（六）案例

刘某，女，30岁。初诊日期：1982年4月25日。自诉闭经5年半。月经初潮17岁，周期28天左右。量中等，色红，无血块，无痛经史，3天经净。23岁开始，月经周期逐渐延长至35天、45天，甚则2个月一至，5年前月经渐闭至今。用雌、孕激素周期疗法月经能来潮，单用孕激素则经不至。闭经后，形体逐渐肥胖，经检查诊断为单纯性肥胖。上次用雌、孕激素周期疗法月经来潮后已停经3个月。平时懒于动作，舌质淡有瘀斑，苔厚腻，脉沉实。系痰瘀内阻，胞脉失畅。治拟化痰祛瘀，以畅胞脉。治取中极、血海、合谷、丰隆、膈俞，针用泻法，隔日1次，10次为1个疗程。计治至第3个疗程时月经来潮，量中，色暗红，夹有小血块，4天经净。又继治1个疗程以资巩固。患者之后来门诊医治其他疾病时告知，月经治后一直正常。

（《常见病症的针灸辨证施治》徐恒泽等）

（七）按语

闭经的预后与转归取决于病因、病位、病性、环境、体质、精神状态、饮食等诸多因素。病程短、病因简单者一般预后尚好，可恢复行经；病程长、病因复杂者则较难治愈，久病不愈可导致不孕。治疗需先明确诊断，"经水出诸肾"，把握好肾对月经的主导作用。治疗时切忌久用通法，以防一味活血变生他证。

三、痛经

痛经以经行少腹疼痛为特点，病因病机分虚实两端，可概括为"不通则痛"或"不荣则痛"。多因肝气郁结、寒凝胞宫、湿热蕴结、瘀血阻络导致不通则痛；或脾胃素虚、肝肾不足、胞脉失养导致不荣则痛。以周期性经行少腹疼痛、坠胀为主要症状，腹痛可发生在行经前后或经期，或伴腰骶酸痛，甚则痛剧导致晕厥，影响生活质量。痛经为临床常见病，常伴发不孕症。

西医学将痛经分原发性和继发性两类，原发性痛经占90%，即生殖器官无器质性病变，但可伴心血管和消化道症状；继发性痛经即盆腔器质性病变引起的痛经，如子宫内膜异位症、盆腔炎、宫颈狭窄等。本节主要讨论原发性痛经，继发性痛经可参照本病辨证治疗。同时诊断时必须注意与异位妊娠破裂、先兆流产、卵巢囊肿蒂扭转等急危重症相鉴别。

（一）诊断

1.临床表现

既往有痛经史。伴随月经周期出现少腹疼痛、坠胀，多于行经前或行经时出现，少数也可见于行经后。疼痛呈阵发性痉挛样胀痛，或伴下坠感，疼痛可放射至腰骶及大腿内侧。患者可伴恶心、呕吐、腹泻、头晕乏力等症状，痛甚可致面色苍白、冷汗、手足发凉，甚至晕厥等。

2.妇科检查

（1）原发性痛经患者多无明显异常；部分患者检查可见宫体极度屈曲如子宫前位，或宫颈口狭窄。

（2）继发性痛经：①子宫内膜异位症，多有直肠窝痛性结节，或伴卵巢囊肿；②子宫腺肌病，子宫多见均匀性增大，或伴压痛；③盆腔炎，可见子宫或附件压痛；④有妇科手术史者，可有子宫粘连、活动受限等。

3.辅助检查

（1）盆腔B超检查：可诊断子宫内膜异位症、子宫腺肌病、盆腔炎，并排除妊娠、生殖器肿瘤等。

（2）实验室检查：如血常规可诊断盆腔炎性疾病。

（3）其他检查：盆腔MRI、腹腔镜、宫腔镜、子宫输卵管造影等检查可有助于明确痛经的病因。

（二）辨证分型

1.实证

（1）寒凝血瘀：经前或经期少腹冷痛拒按，得热痛减；或伴经迟，月经量少、有血块，色紫暗；畏寒肢冷，面色青白；舌暗苔白，脉沉紧。

（2）气滞血瘀：经前或经期少腹胀痛拒按；量少，经行不畅，色紫暗，有血块，块下痛减；可伴情志异常，胸胁、乳房胀痛；舌紫暗或有瘀点，脉弦涩。

（3）湿热蕴结：经前或经期少腹疼痛或胀痛，疼痛可及腰骶，伴灼热感，或平素小腹疼痛，经前加剧；月经量多或经期延长，经色暗红，质稠，或有血块；平素带下量多，色黄质稠，味臭秽，或伴低热，小便黄赤；舌红，苔黄腻，脉滑数。

2.虚证

（1）气血虚弱：经期或经后，小腹绵绵隐痛，空坠喜按；月经量少，色淡质稀；神疲乏力，头晕心悸，面色苍白；舌淡苔薄，脉细弱。

（2）肝肾不足：经期或经后，小腹绵绵隐痛，喜按；月经量少，色淡；伴腰膝酸软，头晕耳鸣，面色晦暗，失眠健忘，或伴潮热；舌淡苔薄，脉沉细。

（三）治疗

1.治则

调理冲任，温经止痛。以任脉穴、足太阴经穴及经外奇穴为主。

2.主穴

十七椎、次髎、合谷、三阴交、关元、子宫、足三里。

3.配穴

（1）实证：寒凝血瘀加神阙、归来；气滞血瘀加血海、太冲；湿热蕴结加中极、地机。

（2）虚证：气血虚弱加气海、脾俞；肝肾不足加肝俞、太溪。

4.操作

（1）毫针刺：经前5~7天开始治疗，直到经期结束，连续治疗2~3个周期；发作期可1日治疗2次，间歇期可隔日1次。主穴按上述先后顺序选取针刺。急性痛症可遵循"先远后近"的一般原则：可先针刺合谷、三阴交，或背部十七椎、次髎，以较强刺激持续行针1~3min，疼痛缓解后再取腰腹部穴位进行施治。十七椎位于第5腰椎棘突下凹陷中，向上斜刺，刺入0.5~0.8寸；患者疼痛剧烈致侧卧蜷曲时，可针单侧三阴交穴；子宫穴寒证宜灸，瘀证宜针；合谷宜针，宣通力强；关元宜灸，温阳效佳。余穴常规操作。

（2）毫针刺结合电针法及灸法：毫针治疗基础上，子宫、关元或三阴交等穴可加电针，密波20min；腰腹及寒证、虚证可加灸法，每天15~20min；艾灸神阙治疗寒凝痛经，疗效较佳；只能艾灸时，先灸关元，再三阴交，后合谷。

5.方义

十七椎、次髎、关元、子宫均邻近胞宫，可调理胞宫气血；十七椎、子宫为经外奇穴，疏调胞宫气血，为治疗痛经之验穴、效穴；次髎为治疗痛经要穴，可通理下焦；关元为任脉穴，"任主胞胎"，可补益下焦，又通于足三阴经，与三阴交共同调理任脉及脾、肝、肾三脏；合谷可振阳、开瘀、通络，调气血止疼痛；足三里可补脾胃、益气血，配合三阴交，脾胃、肝肾共调，先后天兼顾而治本。

（四）其他疗法

1.中成药

气滞者可用元胡止痛片，每次3片，一日3次；寒凝者可用少腹逐瘀胶囊，每次3粒，一日3次；气虚血滞可用八珍益母丸6g，一日2次；热证、瘀证者可用散结镇痛胶囊，每次3粒，一日3次。

2.耳穴贴敷

选用子宫、肝、肾、腹、内分泌、肾上腺、皮质下、交感等穴。恶心呕吐者加胃，心烦不安者加心、神门，主穴每次选3~4穴，据症状加配穴。常规消毒后，用王不留行籽以胶布固定于耳穴。每次单侧取穴，双耳轮替。嘱患者每日不定时按压，每天按压10次左右，每次按压2~3min，耳穴出现发热则效果更佳。每周换贴2~3次。

3.穴位埋线

取第6颈椎横突下、十七椎、次髎、三阴交。用医用可吸收缝合线线体对折旋转埋线法，或用胶原蛋白线注线法。每月治疗1次，3次为1个疗程，治疗3~6个疗程为佳。

（五）文献摘录

妇人少腹坚痛，月水不通，带脉主之。（《针灸甲乙经》）

水不利，或暴闭塞，腹胀满，瘕，淫泺，身热乳难，子上抢心，若胞不出，众气尽乱，腹中绞痛，不得反息，正仰卧，屈一膝，伸一膝，并气冲，针上入三寸，气至泻之。在归来下一寸，动脉应手。（《备急千金要方》）

带脉、侠溪：主小腹坚痛，月水不通。（《针灸资生经》）

治子脏中有恶血，内迎满痛，穴石关刺入一寸，灸五壮。（《普济方》卷十六《月事》）

（六）案例

陆某，女，32岁。于1984年11月9日初诊。主诉：经期腹痛12年。1972年，其适月经来潮之际在水中工作，此后即经行腹痛。刻下：经行2日，腹痛较剧，腰部酸楚，喜得温按。经色暗红，量少，夹有血块，块下痛缓，形体畏寒。舌质淡，间有紫斑，苔薄，脉弦细。证属肾阳不足，寒湿凝滞，经行受阻。治以温肾散寒、化瘀止痛。取穴：肾俞、中极、血海、关元、足三里、三阴交。操作：肾俞、关元、足三里艾条灸；中极、血海、三阴交针后加灸。针用平补平泻法，于月经来潮前1周进行针灸，每日治疗1次，月经来潮即停止，下个月经周期继续按此法治之。经过2个月经周期的治疗，痛经告愈，随访2年未发。

（《常见病症的针灸辨证施治》徐恒泽等）

（七）按语

针灸治疗原发性痛经疗效显著，一般2~3个月经周期即可痊愈；继发性痛经明确病因后辨证论治亦可有效止痛，诊断的同时必须排除急腹症。治疗尤需重视患者精神及生活方式的调治，避免精神刺激、过劳、受寒及嗜食生冷。

参考文献

［1］唐佳.针灸治疗功能性下丘脑性闭经的研究进展［J］.世界最新医学信息文摘, 2019, 19（08）: 105.

［2］中华医学会妇产科学分会妇科内分泌学组.异常子宫出血诊断与治疗指南［J］.中华妇产科杂志, 2014, 49（11）: 801–806.

［3］欧阳亚萍, 刘派, 王洪峰.《针灸甲乙经》中妇科疾病的取穴规律探析［J］.长春中医药大学学报, 2017, 33（02）: 331–334.

［4］杨丽洁, 苗润青, 兰颖, 等.基于"阴中求阳"理论浅析"调冲任""固肾元"针灸法在黄体功能不全治疗中的临床应用［J］.成都中医药大学学报, 2019, 42（03）: 15–17.

［5］顾忠平.温针灸地机穴治疗月经不调疗效观察［J］.上海针灸杂志, 2012, 31（09）: 662–663.

［6］纪峰, 林莺, 黄黎珊, 等.针刺周期疗法治疗月经病思路与应用［J］.中医药通报, 2019, 18（04）: 30–32.

［7］杨青.针灸辨证论治治疗月经不调的疗效观察［J］.实用妇科内分泌电子杂志, 2019, 6（34）: 112.

［8］杨新峰.针灸结合中药人工周期疗法对月经不调的治疗效果观察［J］.实用妇科内分泌电子杂志, 2019, 6（13）: 135+146.

［9］贺宏州.中医药配合针灸疗法治疗女性月经不调的研究进展［J］.临床合理用药杂志, 2019, 12（02）: 180–181.

［10］董华, 倪光夏.浅谈"通调三焦"针刺法在妇科病中的应用［J］.中国针灸, 2019, 39（02）: 193–196.

［10］石艳阁.针灸治疗月经不调随机平行对照研究［J］.实用中医内科杂志, 2015, 29（12）: 167–169.

［10］覃晓霞, 刘广霞.中医治疗功能失调性无排卵型子宫出血［J］.河南中医, 2013, 33（12）: 2166–2168.

［13］夏循礼.中医艾灸功效的药物基础及其作用机制探讨［J］.中医学报, 2015, 30

（02）：297-299.

［14］常小荣，刘密，严洁，等.艾灸温补作用的理论探源［J］.中华中医药学刊，2011，29（10）：2166-2168.

［15］范亚男，李素云，王明航.艾灸对机体免疫系统调节的研究与进展［J］.中医研究，2015，28（11）：78-80.

［16］龚长平，吴子建，何璐，等.艾烟作用的有效性和安全性研究概况［J］.亚太传统医药，2017，13（01）：53-56.

［17］罗坤，苗志远.浅析温针灸的治疗机制及温度控制［J］.医学信息，2015，28（07）：342-343.

［18］张云.温针灸治疗虚寒型胃脘痛的临床观察［J］.湖北中医药大学学报，2018，20（02）：98-100.

［19］陈闯，廖钰.温针灸治疗膝关节骨性关节炎虚寒型临床观察［J］.实用中医药杂志，2017，33（07）：830-831.

［20］游秀密，杨娟，许金榜，等.温针灸治疗薄型子宫内膜不孕症患者的临床研究（英文）［J］.World Journal of Acupuncture-Moxibustion，2018，28（01）：25-28+76.

［21］任变英，林敏，刘晶.温针灸治疗寒凝血瘀型月经后期24例［J］.河南中医，2015，35（12）：3141-3142.

［22］贾宁，杨嘉恩，朱光耀，等.温针灸治疗卵泡发育不良综合征的临床观察［J］.中医临床研究，2017，9（04）：38-40.

［23］吴节，杨丽洁，陈雅洁，等.针灸人工周期疗法治疗月经不调临床应用初探［J］.中国针灸，2015，35（03）：287.

［24］刘演华.腹针治疗多囊卵巢综合征月经不调的临床研究［D］.广州中医药大学，2012.